免疫力を
アップする科学
新装版

腸内細菌で病気知らず！
いますぐできる科学的健康法

藤田紘一郎

SB Creative

著者プロフィール

藤田紘一郎（ふじた こういちろう）
東京医科歯科大学名誉教授。専門は感染免疫学、寄生虫学、熱帯医学。医学博士。『寄生虫のひみつ』『水と体の健康学』『マンガでわかる若返りの科学』（サイエンス・アイ新書）ほか多数の著書がある。日本寄生虫学会賞、講談社出版文化賞・科学出版賞、日本文化振興会社会文化功労賞および国際文化栄誉賞などを受賞。

本文デザイン・アートディレクション：エストール
イラスト：保田正和
http://www.vesta.dti.ne.jp/~yasuyasu/

はじめに

　2020年、世界に大流行を起こした新型コロナウイルス感染ですが、感染してもまったく症状が出ない人や、軽症でおさまる人がいる一方で、重篤化して生命を脅かされる人もいるなど、感染者の症状に大きな差が出ました。

　新型コロナウイルスに関する様々な研究報告がなされている中、BCGワクチンを接種した人は、接種していない人に比べて、コロナウイルスの感染率も死亡率もともに低い傾向が世界的に一様に見られました。

　免疫力には2種類あります。一つは病原体が体に入ってきた時に最初に反応する「自然免疫」、そしてもう一つは、遅れて反応する「獲得免疫」です。BCGワクチン接種をした人が新型コロナウイルスの感染率・死亡率ともに低かったのは、宿主の「自然免疫」が高まっていたからだと考えられます。

　人間が持つ免疫力は、ウイルスのような感染症ばかりでなく、色々な病気の発症に関係しています。たとえば、現代の日本人を苦しめている花粉症などのアレルギー性疾患や、がん、生活習慣病などあらゆる病気に免疫が関与しているのです。

　特にアトピーやうつ病、がんなどの病気は、最近になって日本人に増えてきています。それは、私たち人類が良かれと思って築いてきた文明社会が、日本人の免疫力を低下させてきたからです。

　ウイルスや細菌、寄生虫などの微生物を寄せつけまいとするキレイ社会を築き上げてしまったことも見逃せない要素の一つだと思います。過剰なキレイ社会が、人間と共生してきたこれらの微生物を一方的に排除し、日本

人の免疫力を変調させたり、低下させたりしたのです。

「環境衛生仮説」という私が以前から主張してきたことが今、世界中で認められるようになりました。農家、特に牧畜業を営む農家に生まれた人はアレルギー性疾患に罹らないこと、兄弟姉妹の多い家庭ほど、アレルギー体質になる子は少ないこと、第一子がアレルギー体質になりやすいこと、母親が働いていない家庭の子どもにはアレルギー体質になる確率が高いことなどの事実があるからです。免疫力は身近に存在する微生物と共生して初めて鍛えられ、強化されることを知るべきです。

免疫力の70％は腸内細菌がつくり、残りの30％は心が作っているといわれています。しかし、私たちが築いてきた文明社会は腸内細菌を減らしてしまう方向へ私たちに過大なストレスを与えるようになりました。ストレスは交感神経と視床下部を刺激して、腸内細菌を減らし、日本人の免疫力を低下させました。

日本人の腸内細菌の数は戦後急激に減少してきました。その原因は先に述べたストレスのほかに、食生活の欧米化が関係していると思います。腸内細菌の餌である食物繊維を日本人があまり摂らなくなったからです。日本人の食物繊維の摂取量は戦前の半分以下に減少しました。それと並行して日本人の腸内細菌の数も半分以下に減ってきたのです。腸内細菌は私たちのために食物の消化を助け、ビタミンを合成し、「幸せ物質」であるドーパミンやセロトニンの前駆物質を脳に送っているのです。そして、最も大切な免疫力の70％近くを作っているのです。腸内細菌が少ないとセロトニンが脳で低下し、うつ病になってしまいます。免疫力が低下し、アトピー

や喘息などのアレルギー性の病気やがんなどの病気になりやすいというわけです。

　日本人の自殺率は世界で突出して高く、先進国では第一位を維持しています。年間３万人近くの日本人が毎年自殺しています。一方、メキシコは世界でも自殺率が最も低い国に属しています。そのメキシコは世界で最も食物繊維を多く摂っている国なのです。食物繊維は善玉腸内細菌の餌です。食物繊維を多く摂っていると善玉腸内細菌が増え、セロトニンなどの脳内伝達物質が増加し、結果的に自殺する人が少なくなるのです。

　メキシコ人の自殺率が低いのは、彼らの陽気さも関係していると思います。免疫力の30％は心が作っていることを前に述べました。毎日陽気に楽しい生活をしていると免疫力は高まるのです。私たちの研究によりますと、大声で笑ったり、良いことをイメージしたりするだけでナチュラルキラー細胞（NK細胞）が活性化することがわかりました。逆にストレスを受けると、NK細胞の活性が極端に低下することもわかりました。

　本書では免疫の機序ばかりでなく、日本人の免疫力を上げる具体的な方策などをまとめて記載しました。多くの人たちに理解していただくため、出来るだけ平易にわかりやすく説明したつもりです。

　本書を読んでくださった人たちが、コロナウイルスをはじめとする感染症、さらにはアトピーやがん、うつ病などに負けない免疫力を獲得してくれたら、筆者としては望外の喜びです。

2020年7月　藤田紘一郎

CONTENTS

はじめに …… iii

第1章　免疫力と健康や病気との関連 …… 1
- 1-1　免疫のおもなはたらきと病気 …… 2
- 1-2　免疫のバランスがくずれたとき起こる病気 …… 4
- 1-3　腸と心が免疫力を決めている …… 6
- 1-4　免疫担当細胞とそのはたらき …… 8
- 1-5　免疫には二重の防衛機能がある …… 10
- 1-6　獲得免疫にも2種類がある …… 12
- 1-7　抗体は外敵を攻撃するミサイル …… 14
- 1-8　自然免疫を高める方法 …… 16
- 1-9　腸が獲得免疫の最大拠点 …… 18
- 1-10　免疫力を高める生活習慣 …… 20

第2章　免疫力のカギをにぎる腸内細菌 …… 23
- 2-1　腸の構造と免疫細胞 …… 24
- 2-2　腸内細菌の種類とそのはたらき …… 26
- 2-3　腸の最大の免疫組織「パイエル板」 …… 28
- 2-4　腸を鍛える「フローラ健康法」 …… 30
- 2-5　腸年齢を決めている腸内フローラ …… 32
- 2-6　腸年齢が若いと長生きする …… 34
- 2-7　日本人の腸内細菌数が減っている …… 36
- 2-8　抗生物質・粉ミルク投与、帝王切開で赤ちゃんの腸内細菌叢が減少 …… 38
- 2-9　保存料などの添加物は腸内細菌を減らすか？ …… 40
- 2-10　「腸内革命」のすすめ …… 42
- 2-11　腸内細菌の餌となる糖類 …… 44
- 2-12　長寿を導く発酵食品 …… 46
- 2-13　土壌菌が腸内細菌を元気にする …… 48
- 2-14　便秘をなくすと免疫力は高まる …… 50

免疫力をアップする科学　新装版

腸内細菌で病気知らず！いますぐできる科学的健康法

サイエンス・アイ新書

- 2-15 よく噛むと記憶力が回復する ………………… 52
- 2-16 よく噛むと免疫力も上昇する ………………… 54
- 2-17 噛まずにおいしいと感じる不自然さ ……… 56
- 2-18 食べることと免疫との関係 …………………… 58
- 2-19 腸内細菌が排除されない理由 ……………… 60
- 2-20 悪玉腸内細菌もよいことをしている ……… 62
- 2-21 腸内細菌がいないと人は生きられない …… 64

第3章　腸内細菌が脳におよぼす影響 …… 67

- 3-1 腸内細菌が脳の発達をうながす ……………… 68
- 3-2 乳酸菌を与えた豚の性格が変化した ……… 70
- 3-3 腸内細菌で浮気を防ぐ ………………………… 72
- 3-4 イライラの原因は腸内細菌の不足 ………… 74
- 3-5 不安や緊張が腸内細菌のバランスを乱す … 76
- 3-6 ヒトの神経伝達物質は腸内細菌と共通する 78
- 3-7 腸内細菌がストレス反応を抑える ………… 80
- 3-8 うつ病や自殺を防止する腸内細菌 ………… 82
- 3-9 腸に最初に神経系細胞が出現した ………… 84
- 3-10 腸は脳より賢い ………………………………… 86
- 3-11 脳・腸相関と心的ストレス …………………… 88

第4章　脳と免疫系の情報とネットワーク … 91

- 4-1 心身相関図と精神神経免疫学の誕生 …… 92
- 4-2 神経伝達物質が免疫系におよぼす作用 …… 94
- 4-3 ホルモンが免疫系におよぼす作用 ………… 96
- 4-4 サイトカインの神経・内分泌系への作用 …… 98
- 4-5 ストレスと内分泌・免疫系細胞の反応 …… 100
- 4-6 免疫を低下させるストレス ………………… 102
- 4-7 ストレスで低下する免疫は
  　　副交感神経優位で回復………………… 104

CONTENTS

- 4-8 ストレスを条件づけすると
  免疫力は低下する……………… *106*
- 4-9 心のもち方が免疫を変える……………… *108*
- 4-10 プラスのイメージでNK細胞を活性する… *110*
- 4-11 笑いでNK細胞を活性化する ……………… *112*

第5章　がんと免疫 ……………… *115*
- 5-1 がんの発生を抑えるTh-1系の細胞群 … *116*
- 5-2 NK細胞活性が強いとがんにならない … *118*
- 5-3 免疫はがん発生のブレーキの役目 ……… *120*
- 5-4 腫瘍壊死因子（TNF）を産生する食品…… *122*
- 5-5 緑茶のがん抑制効果……………… *124*
- 5-6 ニンニクはがんを抑制する最高の食品 … *126*
- 5-7 キノコ料理ががんを抑える ……………… *128*
- 5-8 がんの免疫療法……………… *130*
- 5-9 がんのイメージ療法……………… *132*

第6章　アレルギーと免疫 ……………… *135*
- 6-1 アレルギー疾患は文明病 ……………… *136*
- 6-2 寄生虫がアレルギー反応を抑える ……… *138*
- 6-3 アレルギー反応を抑える
  寄生虫物質（DiAg）……………… *140*
- 6-4 キレイ社会がアレルギー疾患を生んだ … *142*
- 6-5 アレルギーには4つのタイプがある ……… *144*
- 6-6 アレルギーを発症させる物質（アレルゲン）*146*
- 6-7 気管支ぜんそくの成因 ……………… *148*
- 6-8 アトピー性皮膚炎は皮膚バリア機能の低下 *150*
- 6-9 食物アレルギーが増加した理由 ………… *152*
- 6-10 アレルギー反応を抑制する食品 ………… *154*

第7章　自己免疫疾患と免疫　……… 157
- 7-1 自分を見失った免疫系 ……… 158
- 7-2 自己免疫現象の成因 ……… 160
- 7-3 やっかいな自己免疫疾患 ……… 162
- 7-4 全身性エリテマトーデス（SLE） ……… 164
- 7-5 関節リウマチ ……… 166

第8章　自然免疫の成立と進化　……… 169
- 8-1 生体防御機構から見た自然免疫 ……… 170
- 8-2 自然免疫の中心的役割を演じるNK細胞 ……… 172
- 8-3 生命の誕生に関与した放射線と紫外線 ……… 174
- 8-4 腸内細菌が放射能傷害を防ぐ ……… 176
- 8-5 「もらい泣き効果」を抑える抗酸化力 ……… 178
- 8-6 放射線ホルミシス効果と免疫 ……… 180
- 8-7 酵母のβ-グルカンが自然免疫力を高める ……… 182
- 8-8 世界的に注目されたGPSの抗がん作用 ……… 184
- 8-9 腸での免疫力を高める抗酸化食品 ……… 186
- 8-10 フィトケミカルで老化を食い止める ……… 188
- 8-11 強力な抗酸化物質を含むプロポリス ……… 190
- 8-12 代替療法としての「アピセラピー」 ……… 192
- 8-13 プロポリスの広範囲のがん抑制作用 ……… 194

あとがき ……… 198

参考文献 ……… 200

索引 ……… 201

第 1 章
免疫力と健康や病気との関連

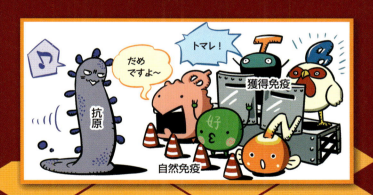

1-1 免疫のおもなはたらきと病気

　私たち人類は、地球という自然環境のもとで何十万年も生きてきました。私たちの周りには、たくさんの恐ろしい病原体が存在しています。私たち人間の体は、つねに外敵からの攻撃を受け続けていたのでした。目に見えない病原体ばかりではありません。体内の細胞が突然変異して発生する「がん」なども、私たちを攻撃していました。

　ところが、私たちにはこれらの外敵から体を守り病気になるのを防いだり、かかった病気を治そうとする力がそなわっています。これが**免疫力**です。

　免疫のはたらきとしてまず「感染の防衛」があり、そして「健康の維持」や「老化・病気の予防」があります。具体的には「がん」や「うつ病など心の病気」の予防もしています。「生きる力」にも関係しています。

　しかし、免疫は人間に新たな病気もつくっています。アトピーやぜんそく、花粉症などのアレルギー性疾患や関節リウマチなどの自己免疫疾患と呼ばれるもので、これらの病気は免疫のバランスがくずれたときに起こります。

　免疫力を高めれば、インフルエンザなどの病原ウイルスや病原菌からの感染を防ぐことができます。疲労や病気などの回復も早めます。また、体調が悪くなることを防ぎます。新陳代謝を活発にし、体の機能低下を防ぎ、細胞組織の老化も防ぎます。

　がん細胞は毎日3000個から5000個、私たちの体内に出現しています。私たちの免疫機構が、毎日現れるがん細胞を見張っていて、それを攻撃するから、がん細胞が増殖してがん組織にならな

いのです。

　のちにくわしく説明しますが、免疫力が高ければ「うつ病」などにもなりにくいのです。

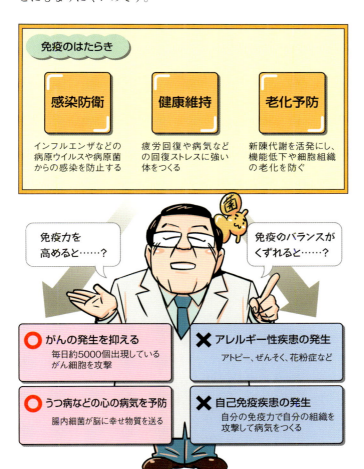

1-2 免疫のバランスがくずれたとき起こる病気

　私たちの体内で免疫力をつかさどっているのは、血液中に含まれる**白血球**です。この白血球は、**リンパ球**と**マクロファージ**、**顆粒球**の3種類に分かれており、これらが免疫担当細胞と呼ばれています。リンパ球には**B細胞**と**T細胞**、**NK（ナチュラルキラー）細胞**の3種類があって、骨髄由来のリンパ球をB細胞、胸腺由来細胞をT細胞といいます。B細胞は抗体産生細胞、T細胞は抗体産生調節細胞とそれぞれ呼ばれています。このT細胞には免疫反応を助ける**ヘルパーT細胞**がありますが、この細胞は**Th-1**と**Th-2**という2つのグループに分かれます。

　Th-1は細胞を使って免疫反応を誘導する細胞免疫を担当します。感染症ではウイルスなどの侵入があったときなどに**キラーT細胞**（CLT、細胞傷害性T細胞）や**インターフェロン**などの物質を放出し、ウイルスを攻撃します。しかし、もっとも重要なはたらきは毎日出現する約5000個のがん細胞を、NK細胞と共同で破壊する作用です。

　一方、Th-2は血清中の抗体というたんぱく質を使って、液性の免疫反応を誘導します。感染症では、細菌などの侵入があったときなどに力を発揮します。予防接種も、Th-2を刺激することで抗体を産生し、感染症にかからないようにする機構です。しかし、Th-2の作用のなかでもっとも興味深いのは、花粉症や気管支ぜんそく、アトピー性皮膚炎などのアレルギー性疾患の発生に関与しているということです。

　このTh-1とTh-2は、ちょうどシーソーの両端にあってバランスをとっています。しかし、このバランスがくずれるとアレルギ

一性疾患や自分の免疫力で自分の組織を攻撃する自己免疫疾患が生じてくるのです。

自己免疫疾患には、橋本病と呼ばれる甲状腺疾患や関節リウマチ、全身性エリテマトーデス（SLE）といった病気があります。

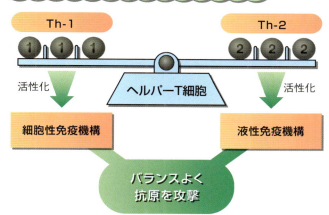

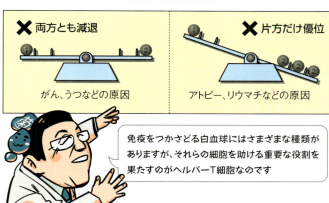

1-3 腸と心が免疫力を決めている

　免疫力にはいろいろな種類があり、一概にはいえませんが、免疫力の約70%が**腸**でつくられ、あとの約30%は**心**、特に**自律神経**が関与しているといわれています。

　したがって、免疫力を高めることは簡単です。腸には免疫系細胞の約7割が粘膜、特に大腸粘膜に集まっています。この免疫系細胞を活性化するのは**腸内細菌**なのです。免疫力を高めるには、腸内細菌の種類と数を増やせばよいのです。まず、腸内細菌の餌である穀類や野菜類、豆類、果物類などの植物性食品を摂取することです。食品中の防腐剤や添加物は腸内細菌を弱らせますから、そんな物質が多量に含まれている食品をあまり摂らないことです。手づくりの穀類や野菜類、豆類を使った食品を摂り、あまりファストフードとかコンビニ食などを食べないことなのです。

　さらに腸内細菌を増やすには、発酵食品を摂ることです。納豆やキムチ、ヨーグルトなどに含まれている細菌が体の中に入ると、なぜか腸内細菌が増えるからです。この方法を**プロバイオティクス**といいます。

　そして、免疫力の残りの30%は、心が決めています。笑って楽しく生活しましょう。自然と親しみましょう。適度に運動しましょう。ポジティブな思考をしましょう。規則正しい生活を送りましょう。こんな簡単なことで、免疫力は高まるのです。

　免疫力を高めるには、高価な薬やむずかしい方法はいらないのです。

免疫力はどこからやってくる?

腸

免疫力を発揮する細胞のほとんどは腸内の粘膜に集中していて、体全体の免疫機構も支えている

70%

⇒第2章も参照

(腸で免疫力を生みだす要素)

- 穀類、野菜類、豆類、果物類の摂取
- 納豆、ヨーグルト、キムチなど発酵食品の摂取
- 食物繊維、オリゴ糖、糖アルコール類を含む食品の摂取
- 保存料などの食品添加物をひかえているか

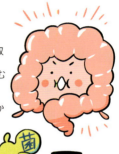

心

自律神経のバランスによるホルモンの産出が免疫のはたらきを左右する

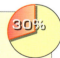
30%

⇒第4章も参照

(心で免疫力を生みだす要素)

- 笑顔
- ポジティブ思考
- 自然とのふれあい
- 規則正しい生活
- 適度な運動
- ストレスを受けない

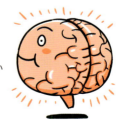

1-4 免疫担当細胞とそのはたらき

　免疫は、病気になるのを防いだり、かかった病気を治そうとしたりする、私たちにとって大変重要なシステムです。その免疫力をつかさどっているのは、血液中に含まれている**白血球**です。この白血球には、**マクロファージ**と**リンパ球**、**顆粒球**の3種類の成分が含まれることが知られています。

　マクロファージは、「病原体などの異物を食べて、それらの情報をT細胞に伝える」役目があり、**食細胞**とか**抗原情報伝達細胞**と呼ばれています。

　リンパ球は**T細胞**と**B細胞**とに分かれていて、B細胞は骨髄由来（Bone marrow derived cell）で、抗体という病原体などの異物を攻撃する物質をつくっています。**抗体産生細胞**といわれています。T細胞は胸腺由来（Thymus derived cell）で、抗体産生を調節しています。このうちB細胞に情報を伝達したり、キラーT細胞に攻撃命令を出したりして免疫反応を助ける細胞を**ヘルパーT細胞**といいます。別に免疫のブレーキ役をする**制御性T細胞**が新たに発見されました。キラーT細胞は病原体の体内進入時に攻撃する細胞です。

　リンパ球にはT細胞とB細胞とのほかに、**NK（ナチュラルキラー）細胞**という別の種類があります。体内の異常をいち早く察知して、攻撃を開始します。がん細胞を見つけて攻撃する細胞として有名です。

　顆粒球には好塩基球や好中球、好酸球などがありますが、免疫にもっとも関係の深い顆粒球は**好中球**です。病原体に対して強い貪食能や殺菌能力があります。このように免疫担当細胞は、それ

それの種類ごとに「外敵を発見する」「その情報を伝達する」「外敵への攻撃命令をだす」「外敵を攻撃する」などの役割を分担しているのです。

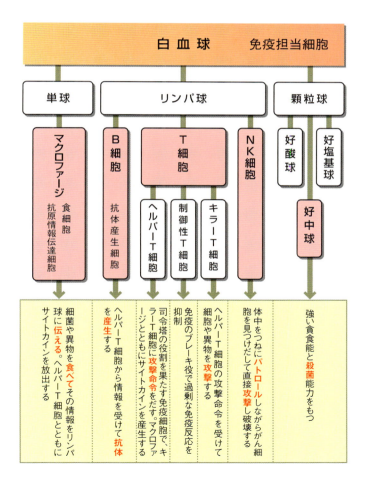

1-5 免疫には二重の防衛機能がある

　免疫には、**自然免疫系**と**獲得免疫系**との2種類があります。通常は自然免疫系がはたらいていますが、これで防ぎきれなくなると獲得免疫系がはたらきます。自然免疫系とは、生体における常設の防衛部隊であり、獲得免疫系とは緊急時に動員される防衛部隊といってよいでしょう。

　自然免疫系の攻撃物質は、**補体**や**リゾチーム**、**インターフェロン**などの可溶性物質です。細胞では**マクロファージ**や**好中球**、**NK細胞**などがあります。このなかでNK細胞が特に重要です。

　NK細胞は、体中をつねにパトロールしながらがん細胞などを見つけだし、攻撃・破壊します。私たちの体には、毎日3000から5000個のがん細胞が発生しているといわれていますが、このNK細胞はキラーT細胞とともにこのがん細胞を攻撃して、がんにならないようにしています。

　NK細胞は、1人の人が体内に少なくとも50億個以上、多い人では1000億個ももっているとされています。このNK細胞は、食べものや精神的ストレスなどの影響を非常に受けやすいのです。つまりNK細胞は、私たちの生活のなかで強くも弱くもなるということです。

　一方、獲得免疫系は、**抗体**や**T細胞**を使って細菌やウイルスなどを攻撃するシステムです。このシステムを利用したものにワクチンがあります。はしかやおたふく風邪などに一度かかると二度とかからなくなる現象は、獲得免疫によって一度抗体を獲得すると、長い間免疫が記憶された状態になる結果なのです。

　獲得免疫を担当するB細胞やT細胞は基本的に強くできていて、

あまりエイジング（加齢）などの影響も受けません。そして、この獲得免疫には**液性免疫**と**細菌性免疫**の2種類の免疫系があり、それぞれ**Th-1**と**Th-2**という細胞が担当していることは、すでに述べたとおりです。

自然免疫系（通常対応）と 獲得免疫系（緊急対応）

	自然免疫	獲得免疫
担当細胞	マクロファージ 好中球 NK細胞	T細胞 B細胞
可溶性物質	補体、リゾチーム、インターフェロン	抗体
特徴	感染を繰り返しても抵抗力は高まらない	感染を繰り返すと抵抗力が高まる
関係する病気	風邪、がん	感染症、がん、アレルギー、自己免疫疾患

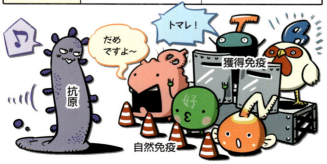

1-6 獲得免疫にも2種類がある

獲得免疫には液性のものと細胞性のものの2種類の機構があることは、何度も述べてきました。**細胞性免疫**の中心になっているのが**キラーT細胞**で、液性免疫の中心になっているのが後述する抗体です。

細胞性免疫のおもなはたらきは、ウイルスに対する攻撃とがん細胞を破壊することです。それを担当している細胞が**Th-1**というTリンパ球の一種です。

骨髄でつくられたリンパ球が胸腺に移動すると、成熟した**T細胞**になります。T細胞は胸腺の中で、それぞれCD_4抗原とCD_8抗原をもったT細胞に分化します。その中でCD_4T細胞は**ヘルパーT細胞**といわれ、CD_8T細胞はキラーT細胞と、それぞれいわれています。

CD_4T細胞はさらに分化して、Th-1とTh-2という細胞に分かれ、このTh-1細胞がキラーT細胞やマクロファージをそれぞれ活性化して、細胞性免疫の中心としてはたらくというわけです。

Th-1細胞の表面に敵を認識するレーダーがあり、ウイルスの感染があると敵と味方を見分けます。敵だと判断するとキラーT細胞やマクロファージを活性化します。マクロファージはウイルスを攻撃する情報伝達物質**サイトカイン**を数種類放出し、キラーT細胞は直接ウイルスに対して攻撃をしかけます。

私たちの体の中にがん細胞は毎日約5000個も出現してきますが、細胞の表面にあるがん細胞を見つけ、それで敵だと認識して活性化したマクロファージやキラーT細胞が、NK細胞と共同でがん細胞を破壊するのです。

キラーT細胞は直接がん細胞を攻撃しますが、マクロファージはインターフェロンやTNF-αなどの腫瘍壊死因子を放出して、がん細胞を攻撃するのです。

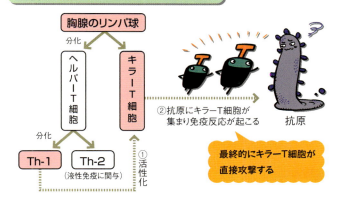

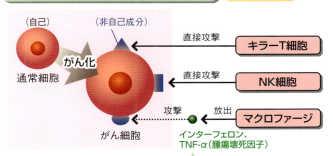

1-7 抗体は外敵を攻撃するミサイル

　液性免疫の中心的役割を演じているのが抗体です。**抗体**がつくられるしくみについて、まず解説してみましょう。

　細菌などの病原体が体の中に侵入すると、まず**マクロファージ**という細胞が出現して、その病原体を食べてしまいます。マクロファージはその病原体の情報を**ヘルパーTリンパ球（Th-2）**に伝え、この細胞が**Bリンパ球**にさらに情報を伝え、Bリンパ球がこの情報にもとづいて、その病原体に特異的に吸着し、破壊する「抗体」をつくります。したがって、マクロファージは**食細胞**とか**抗原情報伝達細胞**とか呼ばれています。Bリンパ球は**抗原産生細胞**と呼ばれています。

　抗体は、基本的にはY字型をした分子量約20万のたんぱく質です。このY字型の先端部分が病原体の種類によって異なり、そこに二度目に侵入した病原体を付着させて破壊するわけです。

　しかしこの抗体は、病原体を排除するはたらきばかりをするわけではありません。実は、抗体には**IgG**、**IgE**、**IgA**、**IgM**などいろいろな種類があります。病原体を排除したり、ワクチンの効果を発揮するのがIgG抗体ですが、アレルギー反応を起こすのは、IgE抗体なのです。

　アレルギー反応については後述しますが、肥満細胞というヒスタミンやセロトニンを含んだ大型細胞が破れた状態がアレルギー反応なのです。IgE抗体は、この肥満細胞の表面に付着する性質があるのです。Y字型の先端部分がダニなどのアレルゲンを特異的に結合しますが、Y字型の尾端部が肥満細胞に付着する性質があって、アレルギー反応を起こします。

IgA抗体は、主として腸液の中に存在し、ポリオなどの腸管免疫にはたらく抗体です。

獲得免疫② ～液性免疫機構～

主役はB細胞がつくる抗体

体内に侵入した抗原（異物）はマクロファージによって分解され、そのことがヘルパーT細胞に伝えられる。情報を受け取ったヘルパーT細胞は、その抗原に対してどんな抗体が必要かをB細胞に伝えると、B細胞は抗体産生細胞になって、必要な抗体を産生しはじめる

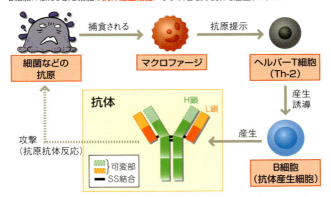

免疫グロブリン、すなわち抗体は基本的にY字型をしている。短いほうをL鎖、長いほうをH鎖という相同な2本ずつの鎖が「SS結合」で結ばれてできている。Y字型の上部の可変部のアミノ酸配列の違いによっていろいろな抗原と結合できる

いろいろなタイプの抗体　⇒第6章も参照

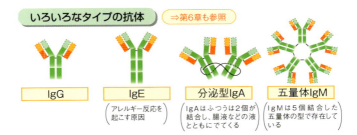

IgG

IgE（アレルギー反応を起こす原因）

分泌型IgA（IgAはふつうは2個が結合し、腸液などの液とともにでてくる）

五量体IgM（IgMは5個結合した五量体の型で存在している）

1-8 自然免疫を高める方法

　私たち人類は、この地球上で数十万年にわたって生きています。この地球上で、私たち人類が生きてきた時代の大部分は、寄生虫や細菌、ウイルスなどの微生物による危険にさらされていました。そして私たちの免疫システムは、常にこれらの外敵の攻撃を受けてきました。私たちが強固な防御システムをもち、それが非常にうまくはたらいたため、私たち人類は生き残り、数を増やしてきたのです。

　実際、**自然免疫システム**は、直面する絶えまない攻撃にうまく対応して、即応性や有効性の機能を向上させていました。特に菌類やカビ、酵母の細胞壁に存在する**β-グルカン**と呼ばれる化合物の分子を認識し、強力な反撃をしかけることによって対処しています。

　昔は私たちが食べるほとんどのものに酵母やカビ、菌類などが付着していました。しかし最近では、あらゆる農作物に殺菌剤や防カビ剤が使用されるようになり、私たちの自然免疫力を低下させたのです。

　また、私たちが求めた「キレイ社会」が菌類やカビ、酵母などの微生物を追いだし、その結果、私たちの自然免疫力が低下してきたことも、その要因の1つです。

　私たちの体を構成する細胞や免疫システムは、1万年前のものとまったく変わっていません。現代の文明社会のように、自然と遊離した生活を送ると、自然免疫力は低下するのです。1万年前の生活環境に少しでも戻すようにすると、体の反応は急速に元気になり、免疫力も高まることが、多くの研究でわかってきました。

その重要なポイントが、できるだけ自然のなかでつくられたものを摂取することです。

自然を体内に取り入れるという意味で、もっとも注目されているのは、ミツバチが植物の芽や樹液などを材料にしてつくった**プロポリス**という物質です。「プロポリス」は、抗菌作用や抗炎症作用のほか、強力な免疫活性化作用をもっています。

自然免疫は自然物の摂取で増強

β-グルカン　酵母、菌類、カビ類などに含まれる天然でもっとも有効な免疫増強物質

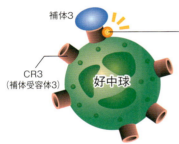

⇒第8章も参照

プロポリス　ミツバチがつくる強力な免疫増強物質

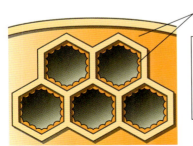

ハチの巣を守る材料
プロポリス

- 抗菌・殺菌作用
- 抗炎症作用
- 免疫活性化作用
- 抗腫瘍作用（抗酸化作用）

など

⇒第8章も参照

1-9 腸が獲得免疫の最大拠点

腸は人間にとって最大の免疫臓器です。リンパ球のB細胞やT細胞の大部分が、腸に分布しています。全身のB細胞の約70％がここに分布し、IgA抗体を主とする1日3.5グラムの抗体がつくられています。粘膜固有層でつくられたIgA抗体は、上皮細胞でつくられる分泌たんぱくと結合して分泌型に変わり、粘膜層に含まれています。

腸の免疫機構は、IgA抗体をつくって粘膜を守るしくみと、血液中でIgG抗体をつくって全身を守るしくみと、二重の防衛網を活性化します。

そんな腸での免疫機構の役割を果たしているのが**パイエル板**というリンパ組織です。腸管を顕微鏡で見てみると、小腸絨毛の間に存在するドーム型の「パイエル板」が見えます。パイエル板は特に回腸に多く、リンパ小節が集合した腸管独特の免疫組織です。

そのほかにも腸管上皮細胞の至るところにT細胞を主とするリンパ球が存在して、その下の粘膜固有層という組織が免疫細胞を貯蔵する場所になっています。

腸に存在するB細胞は抗体を産生し、液性免疫として免疫力を発揮しています。一方、腸に存在するT細胞は、細胞性免疫の場で強力な免疫力を発揮します。

骨髄でつくられて細胞を通過したT細胞がパイエル板に運ばれると活性化されます。異物を排除する力だけでなく、体内にできたがん細胞などに対して強力な免疫力を示すのです。

前述したとおり、私たちの体の中には毎日約5000個のがん細胞が発生します。がん細胞はもともと身内の細胞だったので、免

疫細胞はがん細胞をたたく力はそれほど強くありません。しかし、パイエル板で訓練されたT細胞は活性化されていて、がん細胞を攻撃する力が強いのです。この腸管免疫は、体内で最大の免疫系です。この腸管免疫にもっとも影響を与えているのが**腸内細菌**なのです。

腸管と腸の免疫力のかなめ「パイエル板」

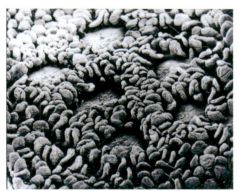

パイエル板は回腸に多く、リンパ小節が集合した腸管独特の免疫組織である

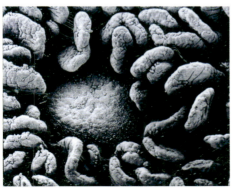

小腸絨毛の間に存在するドーム形のパイエル板

1-10 免疫力を高める生活習慣

　免疫力を高める生活習慣について、ここでまとめてみましょう。

　まず、免疫力の約70％は腸内細菌がつくってくれますから、腸内細菌の餌である野菜類や豆類、穀類などの手づくりの食品を摂ることです。現在の文明社会で生じる**活性酸素**を消すために、色のついた野菜や果物を十分摂ることです。そして、腸内細菌の発育を防げるような保存料などの食品添加物が含まれた食品をひかえることです。

　免疫力の約30％を、心が決めています。免疫力を高めるには、よく笑って、楽しい生活を送ることです。**自律神経**のはたらきを整えることが、まず必要です。自律神経には**交感神経**と**副交感神経**とがあります。副交感神経が優位になると、リンパ球が増えて免疫力が高まります。しかし、副交感神経が優位になりすぎると体の緊張状態がなくなり、免疫反応が異常になるのです。

　ストレスや緊張状態が長く続いて交感神経が優位になると、免疫は低下します。いつも笑顔を心がけること、リフレッシュ法を見つけてうまくストレスを発散することが重要です。自律神経を整えれば、免疫力が高まるというわけです。

　自律神経を整えるには、メリハリのある規則正しい生活を送ることです。よく笑い、よく眠る、そしてクヨクヨしないことを心がけましょう。

　そして最後に、自然にふれることです。細菌類やカビ類、酵母類などの微生物とつき合っていると、免疫力、特に自然免疫力が高まることを述べました。抗生物質や殺菌剤を必要以上に使わない、過剰に抗菌グッズを使わないような生活を目指すことが、免

疫力を高めるために必要なのです。

①腸内環境を整える

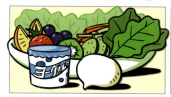
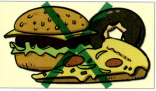

穀類、豆類、発酵食品や、色のついた野菜、果物を積極的に摂り、
保存料などの食品添加物が含まれた食品は控えましょう

②自律神経を整える

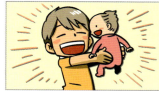
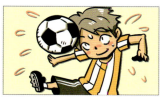

いつも笑顔を心がけて、ストレス発散できるリフレッシュ法を見つけましょう

③自然の微生物とふれあう

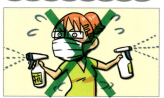

過剰に抗菌グッズを使わないように
しましょう

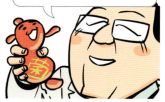

この3本柱が免疫向上のための心得です。次章からは具体的な免疫機構やデータを交えながらそれぞれくわしく見ていきましょう

第1章のまとめ

免疫の おもなはたらき

1. 病気の感染を防ぐ
2. 体を健康な状態に保つ
3. 老化を予防する

第2章
免疫力のカギを にぎる腸内細菌

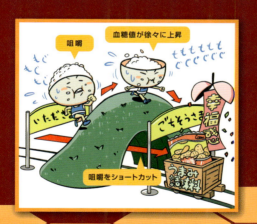

腸の構造と免疫細胞

　消化管は口から肛門まで6～10メートルという1本の管です。胃から大腸まで、内側の表面は一層の円柱上皮細胞からなる粘膜組織におおわれています。

　消化管は**内なる外**です。食べものも病原体も外から運び込まれます。口から入った食べものは消化・吸収され、24時間後に排泄されます。胃では、膵液（すいえき）によるでんぷんの消化が進み、強い胃酸によってたんぱく質が消化されます。多くの病原菌はこの強い胃酸によって殺され、侵入がはばまれています。

　小腸は全体で約4～7メートルで、胃に続く20センチほどの十二指腸では分泌される唾液、胆汁、腸液によって消化が進み、胃液の酸性が中和されます。残り上部約5分の2にあたる空腸（じゅう）は絨毛（もう）構造がもっとも密に発達し、分泌される消化酵素の活性も高く、消化・吸収の中心になっています。

　回腸はその下にあって残り5分の3を占めています。ここに前述したパイエル板など腸管特有の免疫組織があるのです。

　大腸は1.5メートルほどの長さで盲腸、結腸、直腸からなっています。上部で水と電解質が吸収され、下部で便をつくっています。

　食べものは人間にとっては異物ですし、有害物質が含まれていることもあります。腸は、その食べものを体内に摂り入れてよいかどうかを瞬時に見分けるはたらきをしています。また、私たちの体を病原菌などから防ぐために、腸には強い免疫系が必要となります。そんな腸の役割のために存在しているのが、回腸に特に多い「パイエル板」などの腸管特有の免疫組織です。この腸特有

の免疫組織を活性化しているのが500種類以上、100兆個以上棲息している腸内細菌です。小腸には小腸特有の、より嫌気性環境の大腸には大腸特有の腸内細菌類がそれぞれ定住して、免疫組織を活性化しているのです。

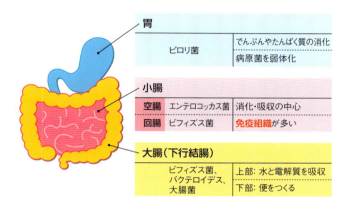

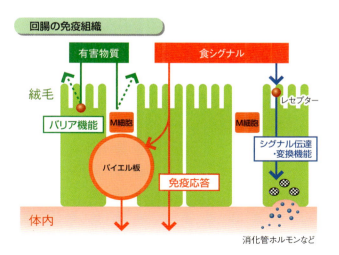

2-2 腸内細菌の種類とそのはたらき

　長さが10メートル近くある腸管ですが、それを広げるとテニスコート1面分にもなり、そこにまるでお花畑のように**腸内細菌**が棲息しています。腸内細菌類のことを**腸内フローラ**というのは、細菌類がつくる集落が色あざやかで、形がとてもきれいだからです。

　この「腸内フローラ」の美しさは、腸内細菌類の「なわばり」を主張する性質のたまものといってよいでしょう。新たに侵入してきた菌に対しては「腸内フローラ」を形成している細菌類がさかんに攻撃を繰り返します。「腸内フローラ」間の緊密な連携によって免疫系が活性化しており、それが病原菌などの新たに侵入した菌を排除しているのです。

　腸管には消化吸収の細胞だけでなく神経細胞も存在しており、10^8個にもおよぶということです。これは脳以外に分布する神経細胞の約半分です。免疫系に関していえば、全身のリンパ球の約70％が腸管に集中しており、抗体全体の70％が腸管でつくられているといいます。この事実は、腸管が免疫系に果たす役割が大きいということです。

　腸内細菌叢（細菌の集合）は成人で約500種類以上、100兆個以上の細菌類、重さにすると1〜2キロにもなるといわれています。胃の中に棲む細菌は強い胃酸のために1グラムあたり100ないし1000個と少なく、小腸上部でも1万個くらいですが、小腸下部では10万個から1000万個と急増し、大腸では100億個以上にもなります。つまり小腸下部から大腸や直腸にわたって、バクテロイデスやユウバクテリウム、レンサ球菌、ビフィズス菌、大腸菌、乳酸菌、クロストリジウム、ウェルシュ菌など多くの種類の細菌

が棲みついているのです。

　さらに最近の研究では、培養できない細菌が腸内に多数存在していることがわかりました。16SリボゾーマルRNAという分子生物学的手法により、腸内細菌は少なくとも1800属・4万種類程度は存在しているとのことです。

おもな腸内細菌

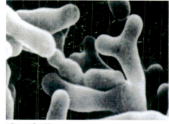

ビフィズス菌

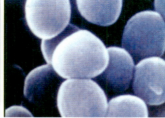

乳酸球菌

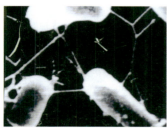

大腸菌（病原性）

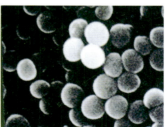

黄色ブドウ球菌

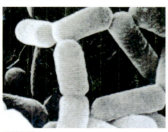

乳酸桿菌

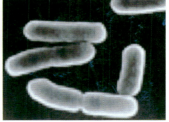

大腸菌

2-3 腸の最大の免疫組織「パイエル板」

　第1章で腸の最大の免疫組織である**パイエル板**について述べました。ここではもう少しくわしく、パイエル板を中心にした免疫反応について解説してみましょう。

　パイエル板は小腸の絨毛の間に存在するリンパ小節が集合した腸管独特の免疫組織であることは、前に述べました。パイエル板は、もっとも外側に**M細胞**という特殊化した細胞をもちます。M細胞には微絨毛がなく、その上は粘液が薄くおおい、病原菌をそのまま細胞内に取り込みます。M細胞が取り込む病原菌としては、コレラ菌や赤痢菌、チフス菌などが確認されています。細菌感染が起こると、M細胞が短時間で増加することが知られていて、おそらく免疫的誘導によって既存の腸の細胞が変化するものと考えられています。

　M細胞内には殺菌酵素をもつ**リゾチーム**は存在しません。したがって、M細胞の表面に強く粘着したコレラ菌などは、完全な形でM細胞内に輸送され、**局所免疫**を誘導することになります。病原菌をとらえたM細胞は、病原菌をマクロファージに引き渡し、T細胞に抗原を提示します。刺激されたヘルパーT細胞がB細胞を活性化してIgA抗体が産生され、このIgA抗体によって細菌の粘膜上皮組織への付着が阻害されます。

　しかし、すべての病原菌がM細胞によって処理されるとはかぎらないようです。サルモネラ菌は、M細胞に侵入したあとにM細胞を破壊し、また病原性大腸菌（EPEC）や腸管出血性大腸菌O-157は、M細胞を避けるように粘着するといいます。

　液性免疫では、粘膜固有層に存在するB細胞を中心に抗体産生

が行われています。腸の吸収上皮細胞間に**腸上皮間リンパ球**というものがあります。上皮細胞6個に対してこのリンパ球は1個の割合で存在し、そのほとんどがキラーT細胞で、細胞性免疫の主体となっています。

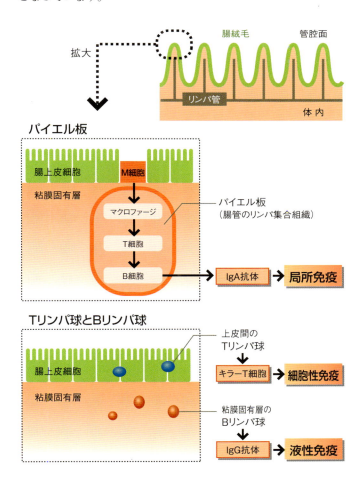

2-4 腸を鍛える「フローラ健康法」

　腸には人体で最大の免疫組織があって、腸内細菌がその免疫組織を活性化していることがわかってきました。たとえば乳酸菌を与えると免疫力が増強されることは、よく知られています。

　乳酸菌の細胞壁に強力な免疫増強因子があって、それが腸の上皮細胞間のTリンパ球や粘膜固有層のBリンパ球を刺激していることがわかりました。

　私は腸内細菌活動を高めて、体全体を健康な状態に誘導する健康法を**フローラ健康法**と名づけています。

　腸内フローラがいつまでも美しいままで、バランスよく大きく育つと免疫力は増強します。そうすると、がんやアレルギー病にならないばかりか、心まで豊かになります。腸管の蠕動運度も活発になり便秘が解消され、知らず知らずのうちに肌もとても美しくなります。

　腸内細菌を増やし「腸内フローラ」を美しく保つには、まず第一に穀類、野菜類、豆類、果物類など植物性食品を摂ることです。それはこれらの植物性食品が腸内細菌の餌となって腸内細菌の数と種類を増加させ、「腸内フローラ」がより大きくなるからです。

　第二に発酵食品を食べることです。そして第三は食物繊維やオリゴ糖を摂ることです。いずれの方法も腸内細菌が元気になって「腸内フローラ」を大きく美しくさせます。

　そして、第四に加工食品や食品添加物の入った食品をなるべく避けることです。これらの食品を摂っていると「腸内フローラ」が減少して、正常な機能がはたらかなくなる場合があります。

　第五番目に、よく噛んで楽しく食べることです。第六番目に適

度な運動をすること。そして最後は自然とふれ合うことです。これらのことが**腸をきたえる7つのワザ**であり、「フローラ健康法」の内容なのです。

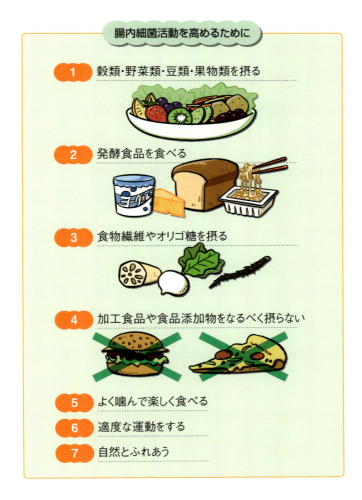

2-5 腸年齢を決めている腸内フローラ

　私たちの腸の中で**フローラ**を形成している細菌には、体にいい影響を与える**善玉菌**と、悪い影響を与える**悪玉菌**の2種類があります。あと少数ですが、免疫が低下すると悪いことをする日和見菌がいます。しかし、これは私たちが勝手に便宜的に決めたもので、悪玉菌も善玉菌がはたらくためには必要で、悪玉菌が必要以上に増えると悪さをするというわけです。

　善玉菌が増えると悪玉菌が減り、逆に悪玉菌が増えれば善玉菌が減ります。善玉菌が多ければ腸は若々しく保たれますが、悪玉菌が多ければ腸は老化して免疫力も低下していきます。

　善玉菌には乳酸菌やビフィズス菌、ラクトバチルス菌などがあります。一方、悪玉菌にはウェルシュ菌やクロストリジウム、大腸菌などがあります。

　腸内細菌の種類や数は年齢とともに変化します。胎児のときは体内はもちろんのこと、体の表面にもまったく細菌はついていません。産道を通るときついた細菌は、そのまま腸管で増えます。はじめは大腸菌などの悪玉菌が多いのですが、すぐにビフィズス菌などの善玉菌が多くなります。母乳で育った新生児では99.7％が、人工乳の場合でも全腸内細菌の90％をビフィズス菌が占めるようになります。しかし、離乳後には10〜15％くらいにまで減少し、ほかの菌が増えてきます。

　この状態は成人になってもあまり変わりません。しかし、60歳を過ぎてくると腸のはたらきが鈍化して、ビフィズス菌や乳酸菌が減り、悪玉菌が増えてきます。ところが、最近では中高年ばかりか若い人にも腸内環境が悪化している例が目立っています。腸

が老化しているのです。

　こうした腸の老化を防ぎ、活発にしていくには、食生活の見直しとストレスのない生活が必要なのです。

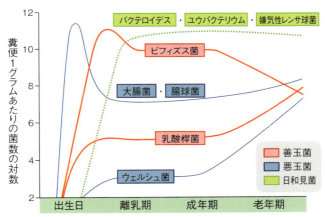

（出典：光岡知足『ウェルネス・レター』No.4、2003年）

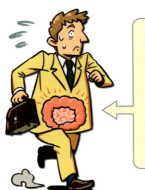

老年期にある人でも腸内細菌叢から見ると若者とほとんど変わらない人がいますが、問題は中高年にかぎらず20代でも悪玉菌が優勢で腸の老化が進んでいる人が多くなったことです

2-6 腸年齢が若いと長生きする

　腸内細菌は病原菌を排除して食べものを消化し、ビタミンを合成しています。幸せ物質であるドーパミンやセロトニンの前駆物質を脳に送っています。免疫のおよそ70％を腸内細菌がつくっています。腸が原因と考えられる病気は、脳から心臓、そして関節まであらゆる部位におよぶとされているのは、このような腸内細菌のはたらきがあるからです。まさに腸の不調、つまり腸内細菌叢がバランスをくずすと、万病を引き起こすというわけです。逆に、腸内細菌のバランスを整え腸を健全にすれば、病気を予防し健康になるということです。

　腸内細菌の種類と数は培養できる細菌にかぎっても50種類以上、100兆個以上、重さにして約2キロにも達するとされています。これらの腸内細菌はたがいに栄養をやりとりしながら、密接な関係を築いています。ビタミンを合成する細菌がいるかと思えば、腸が放出した物質を有用なものに変える**リサイクル菌**もいます。「腸の中に別の臓器があるようなものだ」と、腸内細菌研究の第一人者である光岡知足（みつおかともたり）・東大名誉教授は述べています。

　健康な人は腸内細菌が一定のバランスを保っていますが、食生活の乱れやストレスなどによって、そのバランスがくずれると悪玉菌が増え、それがいろいろな病気を引き起こすというわけです。

　理化学研究所の辨野義己（べんのよしみ）博士と光岡知足教授のデータによれば、長寿地域として有名な沖縄県と山梨県棡原村（ゆずりはら）（現・上野原町）の高齢者の腸内細菌叢は東京都の高齢者に比べて「腸年齢が若い」ということがわかりました。沖縄県の高齢者の腸内細菌は東京都の高齢者に比べてビフィズス菌が約10倍多く、ウェルシュ菌は

100分の1ほどだったのです。沖縄県の高齢者の腸年齢は東京都の高齢者に比べて若かったのです。

腸年齢が若いと長生きするのです。

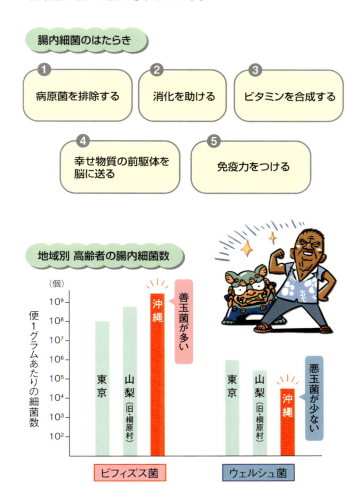

2-7 日本人の腸内細菌数が減っている

　日本人の腸内細菌数は戦前に比べて大変少なくなっています。腸内細菌叢のバランスもくずれていて、日本人の腸年齢も老化しています。それは糞便(ふんべん)を調べればわかるのです。

　糞便の約半分の量を、生きた腸内細菌と死んだ腸内細菌とが占めています。したがって、糞便を調べれば腸内細菌の種類とその量がわかるというわけです。

　食物繊維の研究をしている姫路工業大学の辻 啓介(つじ けいすけ)教授によると、太古のアメリカ先住民族の糞便には、麦わらや羽毛、種子などが混じっており、1回分の糞便の量が800グラム、繊維質だけでも150グラムあったということです。

　辻教授によると、日本人の糞便量が戦後50年間で大変少なくなったということです。日本人の食生活が欧米化した結果、繊維質の摂取量が極端に少なくなったからだと述べています。確かに戦争直後は1人あたり1日27グラムだった繊維質摂取量が、いまでは12グラムにまで減少しています。

　私たちの調査によりますと、戦前の日本人の糞便量は1日1人あたり約400グラムでしたが、戦後徐々に量が減り、いまでは1日1人あたり200グラムぐらいになっています。若い年齢層では150グラムぐらいが多く、便秘で悩んでいるOLの場合は80グラム程度しかなかったという調査結果もあります。

　腸内細菌の餌である野菜や豆類の摂取量が減り、食物繊維の摂取量も減ってきたからです。日本人の野菜消費量は1985年1人あたり年間110.8キログラムであったものが、1995年に108キログラム、1999年には102.8キログラムまで低下しています。食物繊維

量の摂取状況は戦前の約3分の1に減少しています。

　日本人の腸内細菌が減少した背景には、腸内細菌の餌である食物繊維や野菜、豆類の摂取量が低下したほかに、食生活の乱れやストレスの多い現代の社会環境も関係していると思っています。

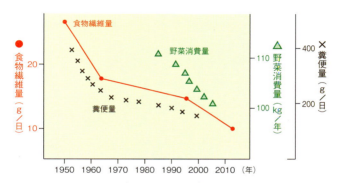

（出典：藤田紘一郎『こころの免疫学』2011年、新潮社）

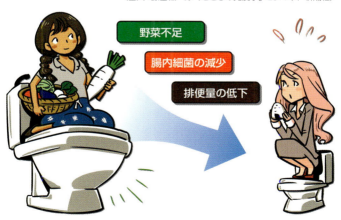

2-8 抗生物質・粉ミルク投与、帝王切開で赤ちゃんの腸内細菌叢が減少

　赤ちゃんが生まれて、最初に細菌類にさらされるのは出産のときです。赤ちゃんは無菌状態の子宮から押しだされて膣内をくぐり抜け外にでますが、このとき母体の膣液や排せつ物が体について細菌類が増殖します。皮膚や目、肺、消化管など外界にさらされる器官にはすべて新しい細菌やウイルス、菌類が定着します。その数は膨大なものになります。

　これまで私たちは培養できた細菌数を問題にしてきましたが、最近では培養できる細菌はごく少量で、実際は膨大な数になることが明らかになってきました。

　細菌類はすべての種で16SリボゾームRNAの塩基配列が異なることがわかり、この方法で解析すると前述したように腸内細菌の数と種類が膨大になることがわかりました。そして腸内細菌類は、従来よりはるかに高度で複雑な作用をしていることが明らかになってきたのです。

　食物からエネルギーや栄養素を摂り入れたり、必須アミノ酸を合成したり、幸せ物質を脳に運んだり、免疫を高めたりなど、いろいろな役割を果たしていることがわかったのです。

　「ヒトの細菌叢は、宿主のヒトがもっていない調理器具一式を台所に用意しているようなもの」とワシントン大学のJ.ゴードン教授が述べています。

　スタンフォード大学のD.レイマン教授は、腸内細菌叢が大きく損なわれた患者に、最後に**便移植**をして成功した例を報告しています。健康時の自分の便を冷凍しておいて、腸内細菌叢が損なわれたときに腸に戻すという方法です。

赤ちゃんの腸に最初に宿る細菌類は普通分娩か帝王切開か、または母乳か粉ミルクを与えたかによって非常に違ってきます。また抗生物質を投与すると、極端に細菌数や種類が減少します。

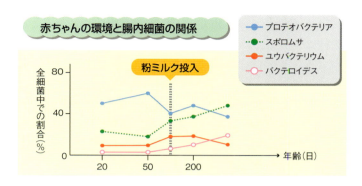

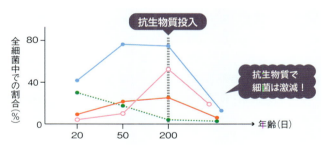

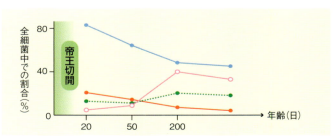

2-9 保存料などの添加物は腸内細菌を減らすか?

　日本人の腸内細菌数が減少しているのは、抗生物質の使いすぎや保存料などの食品添加物入りの食べものを多く食べていることが背景にあると私は思っています。

　しかし、それには反論があります。食品中の保存料は人間に摂取された時点でほかの食べものや体内の水分により希釈され、さらに消化酵素により分離されます。腸内細菌の数は食品中の細菌数よりはるかに膨大であり、腸内細菌の数を減らすような高濃度の保存料が腸に到達するような食生活は、ありえないというものです。

　確かに保存料などの食品添加物入りの食品を多く摂っていると腸内細菌が確実に減ったというデータは見あたりません。

　しかし、私は保存料入りの食品ばかりを食べていると腸内細菌が減少していくだろうと考えています。そういった食品ばかりを摂っているヒトの糞便量は、決まって少ないからです。保存料のソルビン酸を例に取って考察してみましょう。ソルビン酸を食材の中に混ぜ込んでおくと、腐敗の進行を止めることができます。ソルビン酸はハムやソーセージ、かまぼこといった食肉・魚肉などのねり製品からパンやケーキ、チーズ、ケチャップなど広範囲の加工食品に添加されています。種類によって1キログラムあたり1〜3グラムほどのソルビン酸の添加が認められているのです。青山学院大学の福岡伸一教授の実験によると、食品を腐敗させる細菌を寒天に入れ、ソルビン酸を0.3％だけ添加したエチル培養液を入れるとまったく細菌は増殖できていませんでした。これと同じようなことが腸内細菌でも起こっているだろうと、私は思っ

ています。

　ソルビン酸は抗生物質に比べると細菌の阻害作用がはるかに少ないのは事実です。しかし一過性に使用する抗生物質とは異なり、ソルビン酸は弱いとはいえ長時間、継続的に摂取し続けているということが問題なのです。

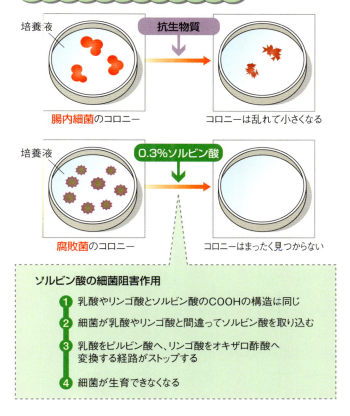

2-10 「腸内革命」のすすめ

　乱れた腸内細菌叢を「生きた細菌類」を用いて正しい環境に保つ、すなわち腸の中に乳酸菌やビフィズス菌を増やし、腸内細菌叢のバランスをうまくとるようにしようということです。この方法を**プロバイオティクス**といいます。

　生きた乳酸菌やビフィズス菌が入ったヨーグルトや乳酸菌飲料水を飲む方法です。しかし、飲んだヨーグルトなどの菌がそのまま腸に棲みつくわけではありません。ヤクルト社が腸まで届くビフィズス菌を発見しましたが、大部分の乳酸菌やビフィズス菌は胃酸に弱く、90％近くが胃で死んでしまします。

　しかし、これらの乳酸菌やビフィズス菌がたとえ胃の中で死んだとしても、それでよいのです。これらの細菌類が棲んでいた溶液が腸に届くと、腸にいる乳酸菌やビフィズス菌が大量に増えるからです。

　最近では生きた細菌ばかりでなく、善玉菌の餌になる物質を腸内に取り込もうという**プレバイオティクス**もさかんに行われはじめました。善玉菌の餌であるオリゴ糖や糖アルコール、水溶性食物繊維、プロピオン酸菌による乳清発酵物などを使って善玉菌を増やそうという試みなのです。

　さらにこれとプロバイオティクスとを組み合わせた**シンバイオティクス**もさかんに行われるようになりました。

　オリゴ糖は熱や酸に強く、胃酸や消化酵素によって分解されず、腸まで到達しやすい特性をもっています。オリゴ糖を飲んで腸内細菌叢の変化を見ると、摂取前には17.8％を占めていたビフィズス菌が摂取1週間後には38.7％、2週間後には45.9％にもなってい

ました。しかしオリゴ糖の摂取を止めると、1週間でほぼ与える前の数値に戻ってしまいました。

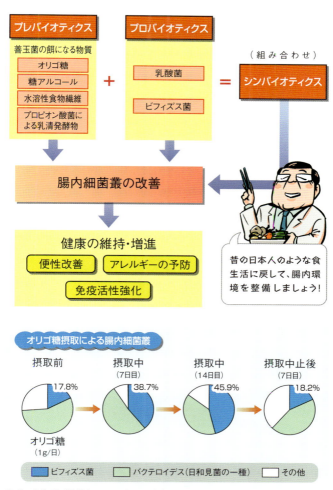

(出典：松枝 啓『自然食ニュース』2005年)

2-11 腸内細菌の餌となる糖類

オリゴ糖はでんぷんや砂糖、大豆、乳糖などを原料につくられる少糖類のことです。オリゴ糖が餌となってビフィズス菌が増え、逆に悪玉菌は減ります。オリゴ糖は大豆、ごぼう、たまねぎなどに多く含まれていますから、これらを使った食品を積極的に食べ続けることが必要です。

多糖類のなかで腸内細菌の餌になるのが食物繊維です。食物繊維のなかで水に溶ける水溶性のものを腸内細菌はより好むようですが、不溶性の食物繊維にも重要な役割があります。腸内のカスや細菌の死骸をからめとりながら、便のカサを増やすという重要な役割を果たしているからです。不溶性の食物繊維が不足すれば、食べもののカスが腸内に残って腐敗菌を増殖させる一因となります。

言い換えれば、排便量が減少するということは、私たちの腸内環境が悪くなっていることを示すシグナルなのです。お腹に便を残さず、「理想のうんち」といわれる黄金色でバナナ型の便をだすには、十分な量の食物繊維を摂ることが重要です。

食物繊維によって腸内の環境を良好に保つことがいかに重要かを示す、興味深い事実が近年明らかになってきました。米国国立がん研究所が、野草や豆類、穀類などを多く摂れば免疫力が上がってがんを予防でき、アレルギーも抑えられるという研究結果を発表したのです。これらの食品は免疫力を上げると同時に、便秘や下痢をしない元気な腸を保つためにも役立ちます。

しかし困ったことに、日本人が摂取する食物繊維の量は年々減少しています。果物類の摂取量は変わりませんが、野菜の摂取量

が極端に少なくなってきたのです。

　私たち現代人の体のしくみや機能は、草や木の実を食べていた約1万年前の祖先とほとんど変わっていないのです。したがって、野菜や豆類、穀類などを日ごろからきちんと摂ることが必要です。

糖類の種類			腸内細菌の餌
糖質甘味料	単糖類	グルコース(ブドウ糖)	○〜×
		フルクトース(果糖)	
		ガラクトース	
	二糖類	スクロース(ショ糖)	○〜×
		マルトース(麦芽糖)	
		ラクトース(乳糖)	
	オリゴ糖	フラクトオリゴ糖	◎
		大豆オリゴ糖	
		乳果オリゴ糖	
—	多糖類	食物繊維(不溶性)	○
		食物繊維(水溶性)	◎
		でんぷん	○〜×
		グリコーゲン	○〜×
糖質甘味料	糖アルコール	キシリトール	○〜×
		ソルビトール	
		マンニトール	◎

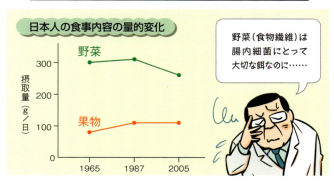

2-12 長寿を導く発酵食品

　私は以前に東京農業大学の小泉武夫名誉教授と共著で『カイチュウ博士と発酵仮面の「腸」健康法』という本を出版しました。そのなかで、発酵食品を食べると腸内細菌が元気になることを述べました。

　いま日本では、腸内の善玉菌だけを増やそうとする試みがさかんになされています。しかし重要なことは善玉菌と悪玉菌とのバランスなのです。腸内の善玉菌と悪玉菌とは絶えず勢力争いをしています。このバランスが良好に保たれているときは腸の機能が正常にはたらき、新陳代謝も活発になって、免疫力も向上します。逆にこのバランスがくずれると、消化吸収機能や免疫機能、神経内分泌機能のすべてにおいて悪影響がでてきます。

　発酵食品には漬けものや納豆、みそ、ヨーグルト、チーズなどがあります。漬けものには乳酸菌、納豆には納豆菌、みそには麹菌、ヨーグルトにはビフィズス菌、チーズには乳酸菌など、いろいろな細菌がいます。乳酸菌やビフィズス菌などがほかの腸内細菌におよぼす影響についてはある程度明らかにされていますが、たとえば納豆菌などが腸内に入るとどのような影響が起こるかなどについては、まったく解明されていません。

　しかし納豆菌であれ麹菌であれ、これらの細菌類を腸の中に入れると腸内細菌が増えバランスもよくなって、結果的には免疫機能が向上することがわかっています。

　日本の伝統食品には納豆や漬けものをはじめ、みそやしょうゆなどの発酵食品がたくさんあります。日本の伝統食品を摂っていると常に免疫力が上昇し、結果的に長寿になるのです。世界の長

寿地域として有名なカフカス地方に位置するグルジア共和国の食事には、朝・昼・夜とかならず乳酸菌でつくったヨーグルトがでてきます。乳酸菌がつくった酸で、ストレスなどで乱れた腸内細菌のバランスが整えられ、免疫力増強につながっているのです。

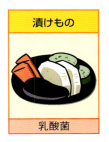

漬けもの / 乳酸菌

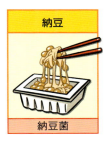

納豆 / 納豆菌

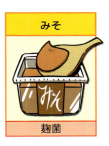

みそ / 麹菌

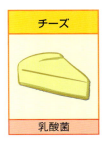

チーズ / 乳酸菌

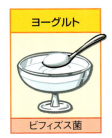

ヨーグルト / ビフィズス菌

発酵食品こそ "生きた菌"

生きている有用な菌を手軽に摂り入れるなら、発酵食品がベスト。ヨーグルトやキムチはもちろん、漬けものや納豆、みそ、しょうゆ、かつおぶしなど、和食メインなら生きた菌をたっぷりと摂れます

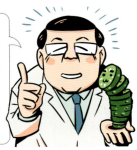

2-13 土壌菌が腸内細菌を元気にする

　赤ちゃんはなんでもなめたがります。それは**土壌菌**などを口に入れようとしているのです。私たちはそれを「バッチイ！」と言ってやめさせようとしますが、それは間違いです。

　人間は清潔な食器で、時には防腐剤が混じった無菌に近い食品を食べていますが、こんなことをしている動物は人間だけなのです。豚などは汚ない食品を食べていますが、元気です。

　生まれたばかりのパンダの赤ちゃんは土をなめ、お母さんのうんちをなめます。そうしないとパンダになれないのです。笹を消化する酵素を、パンダ自身はもっていません。腸内細菌が消化しているのです。ですからパンダの赤ちゃんは、早くから腸内細菌を増やそうと努力しているというわけです。

　コアラもユーカリを無毒化する酵素をもっていません。腸内細菌が無毒化しているのです。したがってコアラの赤ちゃんも生まれたら土をなめ、お母さんのうんちをなめるのです。

　柱にいる白アリも、木の繊維を消化する酵素をまったくもっていません。腸内細菌がもっています。ですから動物は、腸内細菌を増やそうとして土壌菌を腸に取り込もうとしているのです。人間もそうです。野菜のセルロースを分解する酵素は、人間の体にはありません。腸内細菌がせっせと分解してくれているのです。

　みなさんは「地鶏（じどり）」と「ブロイラー」ならどちらの肉が好きですか？　地鶏のほうが元気で肉もおいしいことは、だれもが認めることでしょう。地鶏は土の中の餌を食べています。土壌菌を飲むと腸内細菌も元気になって肉もおいしくなるというわけです。

　私たち人間も、本当は落ちたものを拾って食べるほうが腸内細

菌はよろこぶことを、知ってほしいと思います。

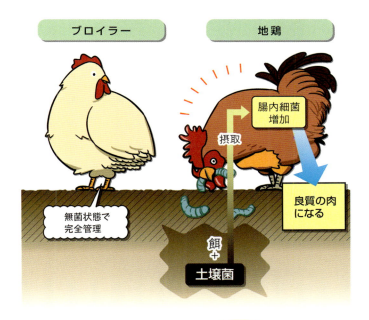

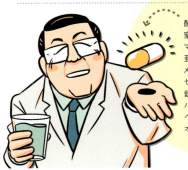

2-14 便秘をなくすと免疫力は高まる

　便秘を防ぐには、よい便をつくり、だすための力をつけることです。それには**食物繊維**のほか、**腸内細菌**の力が大切です。

　人間の腸の中に棲んでいる腸内細菌は、便通をうながすなど体によいはたらきをする善玉菌と、免疫力を低下させるなどあまりよいはたらきをしていない悪玉菌に大別されますが、便秘を防ぐには善玉菌を増やすことが重要です。

　したがって「ヨーグルトに寒天を加えた」デザートなどを食べることが便秘を予防し、免疫力を高める善玉腸内細菌の育成に都合がよいということになります。

　また「バナナを焼いて食べる」こともよいでしょう。バナナに含まれているオリゴ糖が焼くことによって増え、バナナに含まれている食物繊維が排便力を発揮するからです。

　そして**納豆とめかぶ、オクラ**でつくる「ねばねば3兄弟」のおかずを食べることも便秘を解消し、免疫力を高める最適な方法といえるでしょう。これらの食品は、粘り気が強いのが特徴です。このねばねばの正体は、実は**多糖類**なのです。多糖類には腸内の善玉菌を増やすほか、免疫細胞を活性化するはたらきがあります。

　こうした共通成分のほかにも、3つの食品にはそれぞれ有効成分が含まれています。納豆には「ナットウキナーゼ」という酵素があって、血栓を溶かすはたらきがあります。めかぶにはアルギン酸やフコイダンなどの食物繊維がたっぷり含まれています。これらの食物繊維は余分なコレステロールの吸収を抑制し、便とともに排出する力があります。

　オクラのねばねば成分には、多糖類以外に「ペクチン」という

食物繊維が含まれています。これには整腸作用もあって、下痢や便秘を防いでくれます。オクラはほかにもビタミンB・Cが豊富で、カリウムや鉄などのミネラルもたくさん含まれているのです。

便秘を防ぐオリゴ糖の種類

	原料		原料
フラクトオリゴ糖	ショ糖+酵素	ラフィノース	ビート（砂糖大根）、糖蜜
大豆オリゴ糖	大豆から天然成分を抽出	ガラクトオリゴ糖	乳糖
乳果オリゴ糖	ショ糖、乳糖	キシロオリゴ糖	トウモロコシ

よいうんち と 悪いうんち

	よい	悪い
色	黄金色または黄褐色	黒、赤、緑、白など茶系以外の色をしている
固さ	練り歯みがきほどの固さ	ドロドロ便、泥水便（下痢）、コロコロ便（便秘）がでる
におい	においは少ない	発酵したような臭い便がでる
その他	最初は水に浮いて、徐々に沈む重さがよい	1週間に排便が2回以下である

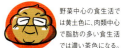
野菜中心の食生活では黄土色に、肉類中心で脂肪の多い食生活では濃い茶色になる。黒色や赤っぽい色の便は血液が混じっている場合があるので要注意

上記にあてはまる場合は、排便力がかなり弱っていると考えられる。1日おきでも、定期的にでていれば問題ない。日本人の平均的な排便量は1日150～200グラム。乳児の便は黄色っぽく、歳をとると茶色っぽくなる

2-15 よく噛むと記憶力が回復する

　よく噛んで食べると**記憶力が回復する**ことについて解説しましょう。

　以前、NHKの「ためしてガッテン」というテレビ番組で、認知症で歩けなかった人に義歯をつくり、よく噛む習慣を続けさせたら歩けるようになり、畑仕事なども立派にできるようになった例が紹介されていました。

　噛むことにより、口やあごからの刺激が大脳の内部に位置する海馬（かいば）や扁桃体（へんとうたい）に伝わり、活性化してることが明らかにされています。高齢者にとって噛む行為は、認知症の回復や記憶力の維持に役立つというのです。

　脳生理学が専門の小野塚（おのづか）実（みのる）・神奈川歯科大学教授は、ガムを噛みながら作業すると作業効率が高まることや、高齢者の認知症予防に効果があることを明らかにしています。

　ガムを噛むことで、中・高齢者の記憶獲得指数が上昇していました。そのとき活性化した脳の領域は、前頭前野（ぜんとうぜんや）と海馬でした。前頭前野は思考計画の立案や学習行為など、もっとも知的で論理的な機能をもつ領域です。海馬は「記憶の司令塔」といわれ、記憶をファイルする場所であると同時に、空間の認知能力をつかさどる場所でもあります。記憶の獲得が弱まりがちな高齢者ほど、噛むことによる海馬の刺激の上昇が顕著になることもわかりました。噛むことの重要性は老化にともなう記憶障害だけでなく、認知症の進行防止や予防にまで可能性があることが示されたのです。

　小野塚教授の実験はガムを噛む行為で調べた結果ですが、基本

的な考えは歯を大事にして、失った歯は義歯やインプラントなどで修復して、毎日の食事をよく噛んで食べるのが大切であるということです。

よく噛んで食べることで、記憶力が回復したり認知症の予防になるばかりでなく、免疫力も向上することを次に述べたいと思います。

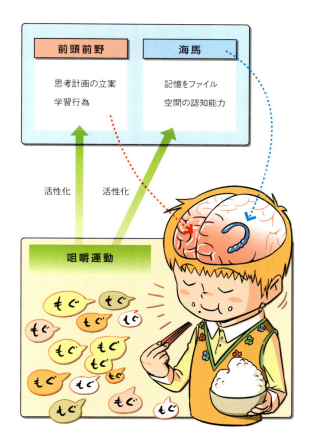

2-16 よく噛むと免疫力も上昇する

　よく噛んで食べると**活性酸素**を消すことができます。噛むことで活性酸素を消去するには約30秒かかります。1回1秒、ゆっくりと計30回噛むことが必要です。活性酸素は免疫機能を傷害します。したがって、よく噛んで活性酸素を消すことが、免疫力を高めることにつながるというわけです。

　唾液にはカタラーゼ（CAT）、スーパーオキシダーゼ（SOD）、ペルオキシダーゼ（POD）などの酵素が、アミラーゼやリパーゼなどの消化酵素とともに含まれています。唾液による発がん物質の毒消し作用はCAT、SOD、PODの抗酸化作用のはたらきなのです。CATとPODは過酸化水素水、SODはスーパーオキシドなどの活性酸素を消去する酵素です。したがって、よく噛んで酵素を増やすことがまず必要ということなのです。

　次に、活性酸素を発生させるものを口に入れないことが大切です。なぜなら活性酸素を発生させるものを口に入れると、腸内細菌がダメージを受けて免疫力が低下するからです。活性酸素を発生させる身近なものがタバコです。食品添加物や農薬もそうですし、水道水や大気汚染も心配です。

　水道水は浄水場で塩素滅菌しますが、このときの塩素は腸内細菌の増殖を阻害します。また塩素滅菌したとき発生するのが活性酸素と「トリハロメタン」という物質です。さらにトリハロメタンのような発がん物質は、細胞内で活性酸素を発生させます。しかもただ生きているだけでも、呼吸しているかぎり、体内で約2％の活性酸素が発生しています。したがって、活性酸素を消すことがもっとも重要だということになります。

活性酸素による免疫機能の低下を防ぐためには、新鮮な野菜や果物など抗酸化物質を常に摂り、飲み水も抗酸化作用のあるものを選んで飲む、そしてなによりも、よく噛むことなのです。

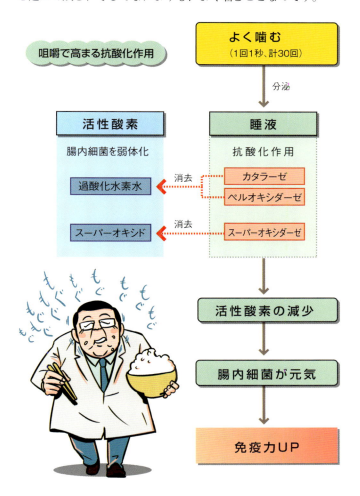

2-17 噛まずにおいしいと感じる不自然さ

　よく噛むと脳の海馬や扁桃体が活性化し、免疫力も高まる話をしました。しかし、噛まずに食べても幸福な刺激が脳に直行する食べものが増えています。その1つがスナック菓子です。

　ふつう食事をするときは咀嚼が必要です。少しずつ噛みながら食べている間に血糖値がゆっくり上がり、脳にエネルギーを与えています。しかし、スナック菓子は噛む必要がほとんどない食品です。それでもおいしいと思うのは、口に入れた瞬間に「うまみ」を感じるようにつくられているからだと、幕内秀夫先生が指摘しています。

　スナック菓子についている「うまみ調味料」は、噛まなくても強烈な幸福感が脳に直行するものなのです。こんなものばかりを食べていると、噛むことで脳が活性化し、自律神経のバランスを整えることがなくなってしまうのです。

　私たち人間は、自然界で約38億年という長い年月をかけて進化してきた生物です。自然界で噛まずにエネルギーを得るような食べものは、ほとんどありません。私は「1口30回は噛みましょう」と言っていますが、スナック菓子やファストフードは30回も噛めば口の中はべちゃべちゃになり、吐きだしたいくらいのいやな味になります。「よく噛むといやな味になる食品を避けること」が大切なのです。

　あるメーカーで菓子にまぶした「うまみ調味料」を従来品の2.5倍に増やしたら、売れ行きが爆発的に増えたといいます。それを食べて感動した人たちの脳は、スナック菓子による快感を求めて暴走しているのです。

スナック菓子は、ストレス社会にあって疲れた心を癒すという面も確かにあります。しかし、スナック菓子ばかり食べている人の腸内細菌は常に少なく、免疫力は低下しています。味覚破壊が起こっているばかりでなく、脳が活性化されていない可能性もあるのです。

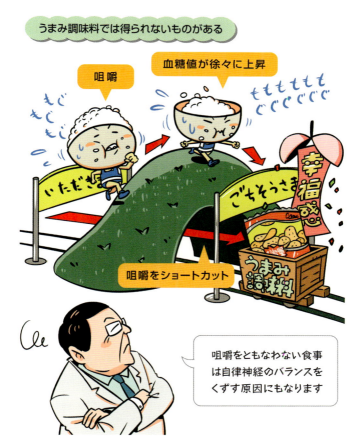

2-18 食べることと免疫との関係

　免疫系の中心的役割を果たしている**抗体**は、進化のどの段階の動物からもつようになったか、知っていますか？

　脊椎動物のなかでもっとも下等な円口類に属するヤツメウナギやヌタウナギには抗体がありません。そのほかの脊椎動物はすべて抗体をもっています。

　ヤツメウナギやヌタウナギの大きな特徴は「**あご**がない」ということです。これより上位の脊椎動物にはすべてあごがあります。このあごのあるなしが、免疫系に大きな影響を与えてきたのです。

　あごのある生物とそうでない生物とは、当然食生活が違います。あごがあれば噛むことができ、それによって食べるものの範囲が広がります。あごがあるとないとでは、食べられるものの種類が格段に違ってきます。

　食べるものの種類が多くなればなるほど、微生物が体内に侵入したり、異物を取り込む機会が増えてきます。動物は、それらに対抗しなければなりません。そこで、生体防御のかなめである免疫系の発達が必要だったのです。その1つが「抗体」をつくるしくみだったのです。そのためヤツメウナギやヌタウナギには抗体がありませんが、それより上位の生物には抗体があるという結果になったのです。

　このように、食と免疫は切っても切れない関係があるのです。

　海綿動物（カイメン）や腔腸動物（イソギンチャク、クラゲ）は異物を排除する機能を有しています。環形動物（ミミズ、ヒル）、棘皮動物（ウニ、ヒトデ）、軟体動物（イカ、タコ）および節足動物（昆虫、エビ）などには殺菌作用のある体液性因子が存在し

ます。魚や両生類（カエル）、爬虫類（ヘビ、トカゲ）などのあごのある脊椎動物には抗体ができますが、ヤツメウナギのようなあごのない脊椎動物には抗体がありません。

動物の進化と免疫能

		分類		免疫能
無脊椎動物		海綿動物	カイメン	異物を排除する機能
		腔腸動物	イソギンチャク	
		環形動物	ミミズ	殺菌作用のある体液性因子
		棘皮動物	ウニ	
		軟体動物	タコ	
		節足動物	昆虫	
脊椎動物	無顎上綱	ヌタウナギ綱	ヤツメウナギ	抗体様物質
	顎口上綱	軟骨魚綱	-	抗体
		両生綱	カエル	
		爬虫綱	ヘビ	
		哺乳綱	-	
		鳥綱	-	

2-19 腸内細菌が排除されない理由

　私たち日本人は、昔から回虫（かいちゅう）などの大きな寄生虫を腸内に棲まわせていました。人間にとって大きな異物である回虫を人間の免疫機構が排除しなかったのは、なぜでしょうか？　私たちの研究によると回虫は人の精密な免疫機構の攻撃を回避して、逆にその免疫機構に刺激を与えて強化していることがわかりました。**腸内細菌**も回虫と同じような作用で人間の免疫系攻撃を阻止し、逆に免疫系を強化していることがわかりました。

　免疫とは「自己と非自己を認識する」機構だとされてきました。つまり自分の組織は攻撃しないが、侵入してくる病原菌などの非自己は攻撃するということですが、腸内細菌の場合はそれがあてはまりません。なぜなら数百種類以上存在する腸内細菌すべてが人間にとって「非自己」だからです。

　最近、免疫は「非自己が自己にとって危険か、そうでないか」という価値的な判断をしているのではないか、ということがいわれはじめました。この説を**デンジャーセオリー**と呼んでいます。危険な病原細菌は排除されますが、安全な腸内細菌は排除されず、**共生**させるよう免疫が作用しているということです。

　同じ腸内細菌でも、コレラ菌やチフス菌、O-157などの病原菌には人間の免疫系は攻撃し、菌自体を破壊して排除します。しかし、腸内細菌は排除されません。腸内細菌は非自己ですが、コレラ菌やチフス菌のような病原性があるものではないと免疫系が判断しているから排除されないのです。つまり免疫系は、①自己と非自己を認識し、②危険か安全かを認識し、③菌の種類を認識してから、④免疫系の出動を決めているということです。

異物である腸内細菌が排除されないのは、細胞壁にある菌体成分が免疫系の攻撃を防止しているからなのです。

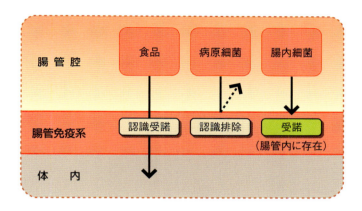

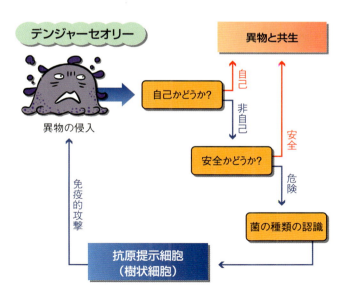

2-20 悪玉腸内細菌もよいことをしている

　私たちは腸内細菌を善玉と悪玉に分けています。善玉菌を大切にしますが、悪玉菌は徹底的に排除しようとします。しかし、前節で述べた**デンジャーセオリー**からいうと、おかしなことになります。悪玉菌は免疫系により腸管から排除されるはずですが、実際は両方とも人間の腸の中に共生しています。つまり、私たちが「悪玉」と呼んでいる腸内細菌も、免疫系は悪玉と判断していないということです。むしろ「よいことをしている」と判断しているのです。

　腸内細菌でもビフィズス菌やラクトバチルス菌は善玉菌、腸内細菌中もっとも数の多いバクテロイデスは、時によって病原性を示す**日和見菌**、そしてクロストリジウムや大腸菌は悪玉菌とされています。しかし悪玉菌といわれる菌も、私たちに有益な作用をしていることが次第に明らかになってきました。

　大腸菌は、O-157菌が体内に侵入してきたときにそれを追いだす番兵のようなはたらきをしています。私たち人間は野菜のセルロースを分解する酵素をもっていませんが、大腸菌がこれを分解しビタミンを合成しています。

　時々病原性を発揮するバクテロイデス菌も免疫活性作用があり、やはり侵入してきた病原細菌を排除するのに協力しているといわれています。

　日本人は乳酸菌やビフィズス菌など善玉菌だけを体内に摂り入れれば健康によいと思っています。ヨーグルト市場はここ数年急激な伸びをみせ、2002年には4000億円市場になりました。しかし私たちの研究によると、善玉菌だけでは腸の機能が正常にはた

らかない、悪玉菌も必要であることが明らかになりました。

　私たちと腸内細菌は「共生」しています。一度こういう関係が成立すると、免疫系も排除しなくなります。免疫系が排除しないかぎり、悪玉菌もよいことをしているということになります。

1　腸内細菌は善玉と悪玉とに分類されている

善玉菌 （有用菌）	乳酸桿菌 ビフィズス菌	・感染防御 ・免疫刺激 ・消化吸収の促進 ・便性の改善	・健康維持 ・老化防止
悪玉菌 （有害菌）	ウェルシュ菌 ブドウ球菌 大腸菌（毒性株） バクテロイデス（毒性株）	・腸内腐敗 ・細菌毒素の発生 ・発がん物質の発生 ・ガス発生	・健康阻害 ・病気の引き金 ・老化促進
中間の菌	大腸菌（無毒株） バクテロイデス（無毒株） レンサ球菌	健康なときはおとなしくしているが、体が弱ったりすると腸内で悪いはたらきをする	

2　確かに、つねに善玉菌が優勢であることが望ましい

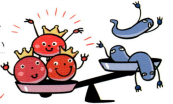

3　しかし悪玉菌と呼ばれる菌も、よいことをしている

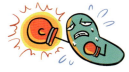

大腸菌
・O-157などの病原菌を排除
・セルロースなどを分解しビタミンを合成

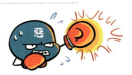

バクテロイデス
・病原菌を排除
・免疫活性作用

2-21 腸内細菌がいないと人は生きられない

　生まれてすぐアトピーになる赤ちゃんの**腸内細菌**の数は、非常に少ないことがわかっています。うつなど心の病気に悩んでいる人の腸内細菌も少ないことが知られています。

　腸内細菌は食べものを消化してビタミンを合成し、免疫力を高めます。そればかりではありません。「幸せ物質」であるドーパミンやセロトニン物質の前駆体を脳に送る重要なはたらきをしているのです。

　腸内細菌がまったくいない無菌動物を観察すると、小腸が短く、腸管免疫の重要な器官であるパイエル板も小さくなっています。無菌マウスは食べる量が少なく、免疫はほとんど成立していません。腸内細菌がいなければ、免疫機能がそなわらないということです。

　ところで無菌動物の寿命は、無菌でない動物に比べ約1.5倍も長いことを知っていますか？　それならなるべく無菌にしたほうがいいのではないか、という人がでてくると思います。

　しかし、現実には無菌状態などありえません。無菌動物を私たちが住んでいる環境に連れてくると、いっぺんに死んでしまいます。腸内細菌が免疫の重要な役割を果たすようになったのには理由があります。病原細菌などは口から侵入するものが多く、食べものにまぎれて腸管から体内に摂り込まれます。それをはばむためにいろいろな腸内細菌が腸内に誕生し、さらに免疫作用を強化するように進化したのです。

　一方、血液細胞は免疫細胞へと進化し、腸管に集積し、強固な安全装置として発達してきたというわけです。

母親の胎内の赤ちゃんは無菌です。母親の産道を通ってこの世に誕生したとたんに、ラクトバチルスやビフィズス菌といったわゆる善玉菌と、大腸菌やクロストリジウムなどの悪玉菌と呼ばれる腸内細菌がいっぺんに腸内に棲みつくようになるのです。

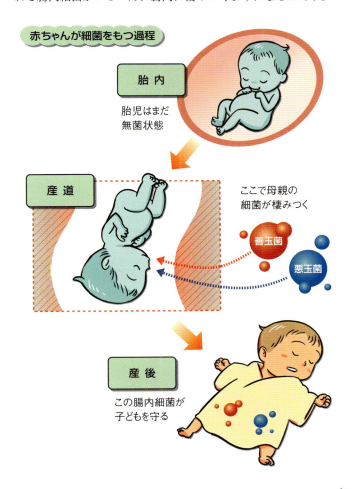

第2章のまとめ

腸内を若々しく健康に保つ秘訣

1. 穀類・野菜類・豆類・果物類を摂る
2. 発酵食品を食べる
3. 食物繊維やオリゴ糖を摂る
4. 加工食品や食品添加物をなるべく摂らない
5. よく噛んで楽しく食べる
6. 適度な運動をする
7. 自然とふれあう

第3章
腸内細菌が脳におよぼす影響

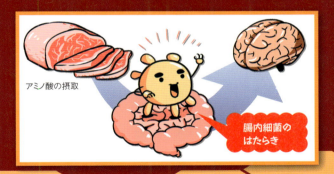

3-1 腸内細菌が脳の発達をうながす

　前章までで、**腸内細菌**が免疫にかかわっていることを解説しました。この章では、**脳の発達や行動**にまで関係していることを述べてみたいと思います。

　腸内細菌がマウスの行動に影響を与えていることをはじめて明らかにしたのは、スウェーデンのカロリンスカ研究所と、シンガポールのジェノーム研究所の研究チームでした。

　彼らはふつうの腸内細菌をもつマウスと腸内細菌をもたないマウスを用意し、それぞれの成長を観察しました。その結果、腸内細菌をもたないマウスは成長後より攻撃的になり、危険をともなう行動を示すことがわかりました。

　次に、腸内細菌をもたないマウスに、成長初期と成熟後に腸内細菌を導入したマウスとで比較検討しました。その結果、成長初期に腸内細菌を導入したマウスは成長してもふつうのマウスと同じような行動を示したのに対し、成熟後に腸内細菌を導入したマウスは、腸内細菌を導入しなかったマウスと同じような攻撃性の強い性格になりました。このことから、腸内細菌が初期の脳の発達に影響があると、彼らは結論づけたのです。

　この研究の中心となったR.D.ヘイジ博士やS.ペターソン博士たちは、マウスの成長のどの段階で腸内細菌が脳の発達に影響を与えているのかについて、特定の時期がありそうだと語っています。腸内細菌はセロトニンやドーパミンなど脳の伝達物質に影響をおよぼしているだけでなく、脳神経細胞のシナプス機能にも影響を与えている可能性があると述べています。

　脳の変化を調べたところ、無菌マウスでは不安や感情にかかわ

るセロトニンやドーパミンなどの脳内物質の量が少なかったのです。進化の過程で、腸内細菌の作用が新生児の脳の発達過程に組み込まれたものと、研究グループは考えています。

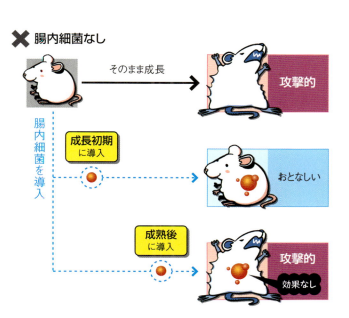

マウスの攻撃性と腸内細菌の関係

3-2 乳酸菌を与えた豚の性格が変化した

　私の友人、中国科学院の金 鋒(きんぼう)教授は豚に**乳酸菌**を飲ませる研究をしています。豚はなんでも食べる雑食動物という点では人間とよく似ています。腸内細菌もほとんど同じような菌を同じような割合でもっています。猿のほうが人間と似ているという人がいますが、内臓や消化系統も生活習慣も、豚のほうが人間に似ているのです。

　豚に乳酸菌を与えると、いろいろな病気が治りました。肉質も大変よくなりました。そしてなによりも目立ったのは、豚の行動でした。豚舎で人間が豚に近づくと、ふつう豚は大騒ぎして一目散に人間から遠ざかろうとしますが、乳酸菌を与えた豚は、とてもおとなしくなったというのです。

　乳酸菌が「幸せ物質」である**ドーパミン**や**セロトニン**という脳内伝達物質の前駆体を脳まで送ったためだと金 鋒教授は考えています。脳は妊娠した子宮の中の胎盤器官と同様に、すべての化学物質をガードして入れないようにしていますが、乳酸菌がつくった小さな前駆体は血液脳器官（BBB）から神経細胞によって脳に運ばれたのです。

　ドーパミンは必須アミノ酸のフェニルアラニンがないと合成できません。また、セロトニンも必須アミノ酸であるトリプトファンを食物から摂取することが必要です。しかし、これらのアミノ酸が多く含まれる肉類をいくら食べても、脳内にドーパミンやセロトニンが増えない場合があることがわかってきました。これらの「幸せ物質」の前駆体は、腸内細菌がいないと合成できないからです。ドーパミンはフェニルアラニンからチロシンになり、そ

れが水酸化してL-ドーパという前駆体として合成されます。セロトニンはトリプトファンから5-ヒドロキシトリプトファン（5-HTP）という前駆体に変えられ、腸内細菌によって脳に送られるのです。

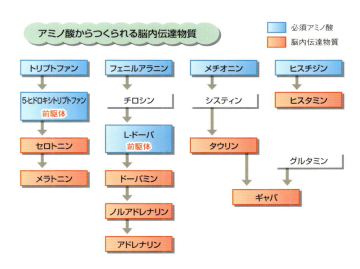

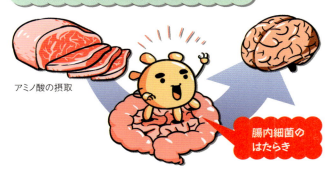

腸内細菌で浮気を防ぐ

　2000年のノーベル医学生理学賞は、**ドーパミン**の研究をしたA.カールソン博士でした。**神経伝達物質**であるドーパミンは、「幸せを記憶する物質」であることが明らかになりました。ドーパミンは人間の脳に性欲や感覚、興奮のメッセージを伝える機能をもっています。人間が、好きになってやめられないものを記憶する物質でもあります。麻薬や酒、タバコをやめられなくしているのもドーパミンのはたらきです。

　フロリダ州立大学のB.アラゴナ博士は、草原ハタネズミを使ってドーパミンのはたらきを明らかにしました。このハタネズミは一度結婚すると、婚姻関係をずっと続けていく動物です。結婚した雄のハタネズミの脳液からドーパミンを分離して、まったく関係のない若いオスのハタネズミに注射したところ、この若いハタネズミは、同世代のメスにはいっさい興味を示さずに、ひたすらドーパミンを抽出した相手のメスのハタネズミに求愛し続けたということです。

　また、大勢の男女のカップルを調査したイギリスの統計によりますと、人間の愛情のタイムテーブルは多くの場合、2年しかもたないということがわかりました。その人たちはドーパミンが不足しているからだと思います。つまり、ドーパミンの前駆体をつくる腸内細菌が不足しているということです。

　ドーパミンをつくるには、食べものから**フェニルアラニン**という物質を摂取することがまず必要です。そして次に、ドーパミンの前駆体をつくる**腸内細菌**が必要になります。

　ドーパミンが十分あれば、変わらぬ愛を維持することができる

のです。ドーパミンが多ければよいことをずっと記憶できるのに、足りないと悪いことばかり思いだすようになるということです。

私たちの行動を決めているのは、脳ではなく腸内細菌だということなのです。

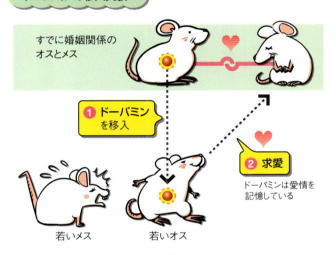

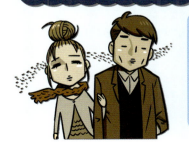

3-4 イライラの原因は腸内細菌の不足

　1947年、ポルトガルのバスコ・ダ・ガマが喜望峰を回り、インド洋への航海路を見つけました。その間、多くの船員が歯ぐきから出血したり、ひざから上に広がる黒あざができるなどして、160名中100名ほどが死んでしまいました。原因は**ビタミンC**の欠乏でした。**ビタミンB**とCの発見のきっかけになったのは、船乗りたちが長い航海の間に病気になったことでした。

　動物はもともとビタミンBやCを食べものから摂らなくても、自分の体内でつくりだすことができたのです。しかしヒトは、進化の過程のなかで果実や野菜などを豊富に食べられる環境にあったので、ビタミンBやCを体内で合成する必要がなくなったのでしょう。体内でビタミンCを合成できないのは、ヒトと猿とモルモットだけなのです。

　船乗りたちがビタミンBやCの不足になったのは、ビタミンBやCを含んだ食品を食べなかった以外に、**腸内細菌**の不足があったからだと私は考えています。船乗りたちは保存食や缶詰の食品ばかり食べているので、腸内細菌が十分に育たなかったことが原因だと思います。

　東北大学の木村修一教授の研究によると、腸内細菌によるビタミンB群の合成は、腸内細菌の餌であるセルロースの添加によって大幅に増強されました。ビタミンは食べものから吸収するよりも、菌によるビタミン合成のほうがずっと重要なのです。

　外国に行ってしばらくするとイライラしてくることが多いのは、腸内細菌が食べものや環境の変化で数を減らしてバランスをくずした結果、ビタミン類の不足が起きたことが根底にあると思

われます。

　ビタミンBの不足で脚気が、ビタミンCの不足で壊血病が確かに起こりますが、多くのビタミンが脳内伝達物質の合成にかかわっています。それらのビタミンを腸内細菌が合成しているのです。腸内細菌が不足すると脳内伝達物質が欠乏し、イライラしてくるのです。

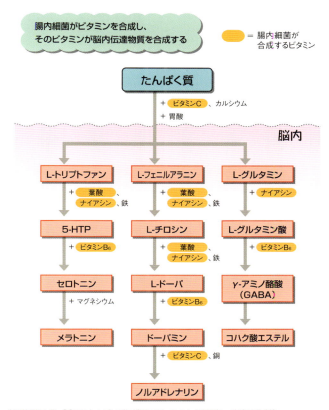

（参考:溝口 徹『「うつ」は食べ物が原因だった！』2009年、青春出版社）

3-5 不安や緊張が腸内細菌の バランスを乱す

　1976年、アメリカ航空宇宙局（NASA）のホールデマン博士が、宇宙飛行士と**腸内細菌**との関係を調べました。この年、NASAは有人科学実験探査機を打ち上げました。搭乗したのは3人の宇宙飛行士でした。この3人の腸内細菌を継続的に調べたところ、極度の不安と緊張にさらされているときには、**悪玉菌**といわれるバクテロイデス菌が増加していました。

　同様に、ソ連においても宇宙飛行士の腸内細菌叢が調べられており、腸内細菌はすでに飛行前から変化を見せはじめ、飛行中はさらに異常が認められたということです。善玉菌といわれるラクトバチルス菌などが減り、悪玉菌といわれるクロストリジウム菌が増えていました。

　また、阪神・淡路大震災前後での腸内細菌叢の変化を調べたところ、震災後には糞便中のカンジダやシュードモナス菌が増加していました。心理的あるいは身体的ストレスが善玉菌を減らし、悪玉菌を増やしたのです。

　なぜストレスが腸内細菌に影響を与えたのでしょうか？　これに関しては、九州大学の須藤信行教授らのグループによる系統的な研究があります。生体は有害なストレスを受けたときに、視床下部－下垂体－副腎軸（hypothalamic－pituitary－adrenaline axis：HPA axis）を介して腸内細菌に影響を与えていることが明らかにされたのです。

　ストレスが腸内細菌叢を変化させる機序として、免疫機能抑制や腸管運動の変動を介した間接的な影響が想定されていました。しかし最近では、ストレス時に消化管局所で放出される**カテコラ**

ミンによる直接的な影響が注目されています。たとえばカテコラミンにさらされた大腸菌は増殖が進み、腸管局所でも病原性が高まったのです。このようなカテコラミンによる病原性増強効果は、大腸菌以外の細菌でも確認されています。

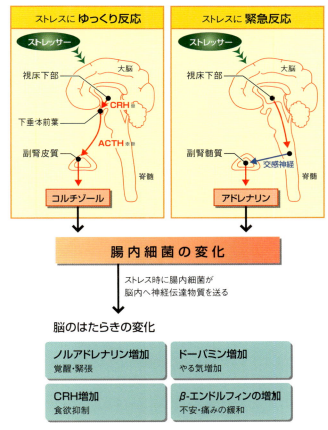

※CRH：副腎皮質刺激ホルモン放出ホルモン
※※ACTH：副腎皮質刺激ホルモン

3-6 ヒトの神経伝達物質は腸内細菌と共通する

ストレスにさらされたヒトがなぜ感染症にかかりやすいのか、その理由が解明されました。ストレスによって腸内細菌叢の変化が起こることがわかったのです。最近、ストレスによって放出されたカテコラミンのレセプターを腸内細菌がもっていることが明らかにされました。

またL.M.イイエル博士らは、人間におけるカテコラミンやヒスタミン、アセチルコリンなどの**神経伝達物質**の合成に関与する酵素が、細菌からそのまま人間に直接的に伝達されているという研究報告を発表しました。本来、細菌間の情報伝達に使われていた物質が、「生物界」を越えてその宿主である人間へも作用していることが明らかにされたのです。その結果、人間は細菌と共通する数多くの神経伝達物質をもつようになったのです。

セロトニンも、もともと腸内細菌間の伝達物質だったのです。うつ病は脳内にセロトニンの量が少なくなってくると発症します。進化の過程において腔腸動物のなかで神経伝達物質の中心としてはたらいていたセロトニンは、現在、人間の体内においても、腸で大部分が合成されています。

人間の体内には約10ミリグラムのセロトニンが存在していますが、このうちの90％は小腸の粘膜上のクロム親和性（EC）細胞の中に存在しているのです。EC細胞はセロトニンを合成する能力をもっており、ここで合成されたセロトニンは、腸などの筋肉に作用し、消化管の運動に関与しています。残りの8％が血小板に取り込まれ、血中で必要に応じて使われています。

脳に存在するセロトニンは、残りのたった2％にすぎないので

す。セロトニン神経系は、視床下部や大脳基底核、延髄の縫線核などに高濃度に分布しています。たった2％のセロトニンが脳の中にあって、これが人間の精神活動に大きく関与しているのです。

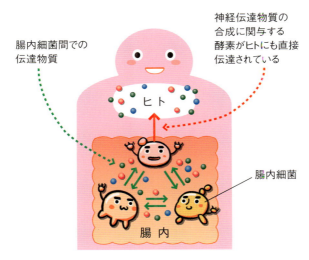

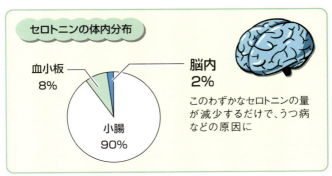

3-7 腸内細菌がストレス反応を抑える

　不安や緊張が**腸内細菌**のバランスを乱していることを前に述べました。逆に、腸内細菌が**神経伝達物質の分泌量**を決めて人間を幸福にさせ、安心感を与えていることを述べてみようと思います。

　九州大学の須藤信行教授らが行った興味深い実験があります。マウスに拘束（こうそく）ストレスを与えて、無菌（GF）マウスと正常な腸内細菌をもつ（SPF：特定の病原菌をもたない）マウスとに分けて、ストレス後のACTHとコルチコステロンの分泌量を比較しました。その結果、無菌マウスが正常腸内細菌叢のマウスに比べてACTHやコルチコステロンの両者とも、有意に分泌量を増加させていました。マウスを無菌状態にするとストレスに反応する視床下部－下垂体－副腎軸が活性化して、ACTHやコルチコステロンの分泌量を増加させているということがわかったのです。

　逆にいうと、マウスの腸内細菌がコルチコステロン量を減少させ、免疫反応を高めて、生体防御を上昇させたということになります。

　また、無菌マウスに腸内細菌を移入して正常マウスに近づけていくと、ストレス後のACTHやコルチコステロンの分泌量が、移入時期に応じて低下していくことも明らかにされました。

　さらに、無菌マウスと正常腸内細菌叢のマウスとの間で脳内神経成長因子や脳内伝達物質濃度を比較したところ、無菌マウスでは海馬（かいば）や前頭葉（ぜんとうよう）のノイトロピン、ノルエピネフリンばかりでなく、セロトニン量も有意に低下していたのでした。

　つまり、腸内細菌がストレス反応を抑えることや、腸内細菌が脳内に神経成長因子や神経伝達物質を送り込んでいることを明確

に示したのです。私たちを幸せにして、安心させるようにしているのは、腸内細菌のおかげということになります。

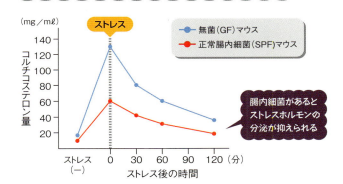

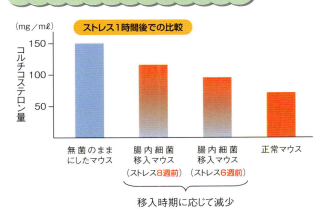

3-8 うつ病や自殺を防止する腸内細菌

　現在、日本では**うつ病**になるヒトが急激に増えています。昔はほとんどなかったうつ病が、なぜ急激に増えてきたのでしょうか？　私は日本人の**腸内細菌**が減ってきたことが、そのおもな原因だと考えています。

　何度も述べたように、うつ病は脳内の**セロトニン量**が減少すると発症します。セロトニンは食物中から**トリプトファン**を摂取しないと、体内では合成できません。しかし、いくら多量のトリプトファンを摂取しても、腸内細菌がバランスよく存在しないとセロトニンは脳内に増えないのです。なぜならば、脳内にセロトニンの前駆物質を送っているのが腸内細菌だからです。またセロトニンの合成にあずかるビタミンB_6、ナイアシン、葉酸などのビタミンを合成しているのが腸内細菌だからです。

　日本は先進国のなかで**自殺率**がもっとも高い国です。自殺の原因として貧困や格差社会、成果主義を求める日本社会などが指摘されていますが、私は腸内細菌の減少がおもな原因と考えています。メキシコは世界でもっとも自殺の少ない国です。日本より貧困な人々が多い国です。それなのに、なぜメキシコ人に自殺が少ないのでしょうか？

　調べてみると、メキシコ人は世界でもっとも多くの食物繊維を摂取していることがわかりました。メキシコ人は食物繊維を1人あたり1日に93.6グラム摂っていました。日本人の食物繊維の摂取率はその4分の1くらいで、しかもその摂取量は年々減少しているのです。

　食物繊維は腸内細菌が好んで食べる餌なのです。食物繊維を多

く摂ると腸内細菌も増えます。その増えた腸内細菌がセロトニンの前駆体を脳に送っているのです。私たちが実験室で腸内細菌に食物繊維を添加したところ、ビタミンB群の合成が増強されました。このビタミンB群もセロトニンの合成に必要なのです。食物繊維を多く摂っていると、うつ病や自殺を防止できるということです。

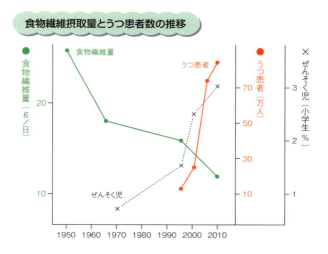

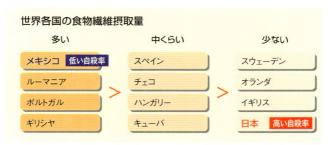

（出典：藤田紘一郎『心の免疫学』2011年、新潮社）

3-9 腸に最初に神経系細胞が出現した

　人間の脳は神経系が極端に進化し多様性に満ちています。しかし生物の進化を見てみると、最初に**神経系**ができたのは脳ではなく**腸**なのです。

　神経系にとって最初に特殊化した細胞、**ニューロン**と呼ばれる**神経細胞**が出現したのは、ヒドラやイソギンチャク、クラゲなどの**腔腸動物**の腸の中です。腔腸動物には脳がなく、腸が脳の役割をしていたのです。

　動物はこの腔腸動物をもとにして、2種類の系統に分かれて進化します。1つは昆虫を頂点とした**腹側神経系動物**です。もう1つは私たち哺乳類を頂点とした、脳をもつ**背側神経系動物**への進化です。

　腔腸動物から腹側神経系動物へのまず最初のステップは、私の好きなサナダ虫や吸虫類が属する**扁形動物**です。この扁形動物にはじめて中枢神経細胞が出現しました。それがイカやタコなどの軟体動物頭足類の巨大脳と昆虫などの節足動物の微小脳へと続いたのです。これらの動物は別名**前口動物**と呼ばれていますが、この動物の脳進化の頂点は、地球上でもっとも繁栄している動物群である昆虫の微小脳で、これは「小型・軽量・低コストの情報処理装置の傑作」ということができます。

　腔腸動物から**後口動物**といわれる背側神経系動物の神経系の進化は、まずウニやナマコ、ヒトデなどの無脊椎動物である**棘皮動物**からはじまります。棘皮動物ではまだはっきり神経系は認められませんが、原始的な中枢制御機能をもつ介在神経系が出現します。さらにナメクジウオやホヤなどの尾索類になると神経管が出

現し、それが脊椎動物の感情神経系へと続き、背側神経系動物の頂点である哺乳類、そして私たちヒトの大脳皮質の発達した脳にたどりつくということなのです。

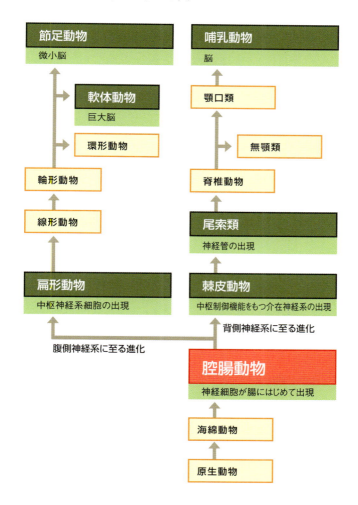

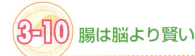

3-10 腸は脳より賢い

　人間において**腸**は**第二の脳**といわれています。人間の腸には大脳に匹敵するほどの数の神経細胞があります。それは私たちの脳の祖先が腸からはじまったことに起因しているからです。したがって、腸の思考力は頭脳におよばないという面もでてくるのです。

　私は腸が脳より大変賢いと思っています。脳は食べものが安全かどうか判断できませんが、腸ではそれができるのです。食中毒菌が混入した食物でも、脳は食べるシグナルをだします。しかし、腸は菌が入るとはげしい拒絶反応を示します。腸に入った食べものが安全か安全でないかは、腸の神経細胞が判断しています。安全なものでないと、すぐ吐きだしたり下痢したりして、なるべく早く人間の体を中毒にさせないための反応を起こします。

　心の病んだ人たちが片寄った食物ばかり食べるようになるのは、脳が第二の脳にあたる腸にそのような食事を摂るよう命令しているからです。腸がイヤイヤその命令を聞いた結果なのです。

　ポテトチップスやファストフードにはまるヒトもそうです。これらの食品には脳がよろこぶ物質が添加されていて、腸は悪いと知っていても無理やり脳の命令で食べさせられているのです。

　脳死しても人間の生命体は終わりになりませんし、腸は何十年でも機能し続けることができます。しかし腸が完全に死んでしまうと、脳の動きも完全に停止してしまいます。

　腸は消化の目的だけではたらくというのが、一般的な考え方です。しかし実際は、人間の感情や気持ちなどを決定する物質は、ほとんど腸でつくられます。腸の中で食べものから人間の幸せと愛情をもたらすセロトニンやドーパミンを合成しているのです。

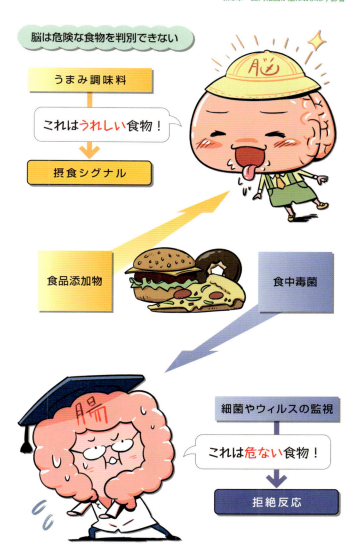

3-11 脳・腸相関と心的ストレス

　免疫の場としての腸には、驚くほどたくさんの細菌が存在しています。人間の大腸には500種類以上、その数100兆個以上の細菌が棲息し、その重さは大腸内に棲息する細菌だけでも1.5キロ以上になるといわれています。

　これらの細菌はいわば、私たち生物がかつて棲んだことのある「原始社会」に生きています。約36億年前「いのち」が誕生し、やがて酸素のないところで細菌類のみが生きた原始地球と同じ環境が、現在の「人間の腸の中」で再現されているのです。

　腸はたんなるチューブではなく、複雑な生体機能をつかさどる重要な器官であることがわかってきました。脳がなく腸だけで生きているヒドラのような生物を観察していると、腸が脳の原型であることがよくわかります。実は神経細胞がびっしり並んでいる臓器は腸以外にないのです。まさに腸は脳と同じで**考える臓器**であり、**第二の脳**といわれるわけです。

　原始社会に棲んでいる細菌類が、皮肉なことに「現代社会のストレス」にさらされています。検査しても異常がないのに、下痢や便秘を繰り返す便通異常が増えています。「過敏性腸症候群」や「機能性便秘」に代表される**機能性胃腸症**は、21世紀になって急増し、世界的にも問題になっています。

　腸管の運動は自律神経のバランスによりコントロールされています。自律神経のうち、副交感神経がアクセルとなって下痢を起こすシグナルをだします。一方の交感神経はブレーキの役割があり、便秘を起こすシグナルをだします。これに心的ストレスが加わると、このブレーキとアクセルのバランスがくずれ、便通異常

を起こすようになるのです。

　社会が複雑化しストレス社会になったいま、**脳・腸相関**を免疫学をとおして解明することが、必要とされる時期になってきたのです。

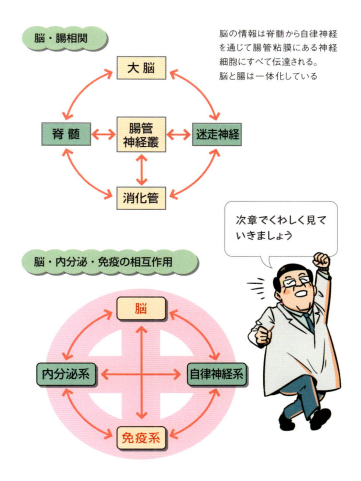

脳の情報は脊髄から自律神経を通じて腸管粘膜にある神経細胞にすべて伝達される。
脳と腸は一体化している

次章でくわしく見ていきましょう

第3章のまとめ

腸内細菌のさまざまなはたらき

1. **脳を発達させる**
   （おだやかな性格になる）

2. **愛情を長もちさせる**
   （幸せ物質＝
   　ドーパミンをつくる）

3. **ストレス反応を抑える**

4. **神経伝達物質の分泌量を決める**

第 4 章
脳と免疫系の情報とネットワーク

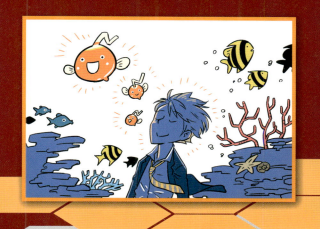

4-1 心身相関図と精神神経免疫学の誕生

　免疫反応は試験管の中で行うことができます。したがって免疫は生体のなかで唯一、脳の支配を受けないシステムだとされてきました。しかし実際は、脳と免疫系とがネットワークを形成しており、相互に情報をやりとりしていることが最近明らかになってきました。

　私たちの体の**恒常性（ホメオスタシス）**を保つのは、**神経系**と**内分泌系、免疫系**の3種類の**生体調節系の細胞**です。これらの細胞は神経系伝達物質や内分泌ホルモン、免疫系のサイトカインなどそれぞれの情報伝達物質を放出して、おたがいに影響し合っているのです。

　「心と体」の関係をめぐる医学的な研究は、皮肉なことにもっとも声高に唯物論を主張したフランスの生理学者クロード・ベルナール（1813～1878年）による生体内部の「恒常性」の発見に端を発しています。ベルナールは「内部環境の不動性こそ、自由で独立した生存の条件であり、生命を維持するために必要な機構はすべて内部環境の恒常を維持するためにある」と述べています。

　多細胞動物では数多くの細胞が秩序よく統御されて個体をつくっています。個体をつくる細胞と細胞との間には緊密な連絡があって、たがいに制御し合っています。そのなかで、個体制御としてもっとも重要なはたらきをしているのが神経、内分泌、免疫の3つの細胞集団です。

　神経細胞から神経伝達物質が分泌されて、内分泌系に影響を与えます。内分泌系から分泌されるホルモンにより活性化される細胞のレセプターは脳にも存在し、神経系にも影響をおよぼします。

そして、神経系と内分泌系は相互に影響し合いながら免疫系にも影響をおよぼしているのです。神経系、内分泌系、免疫系がそれぞれ相互に影響を与えながら生体を調整・維持しています。この結果、「**精神神経免疫学**」という学問分野が誕生したのです。

神経・内分泌系・免疫による個体統御システム

	神経	内分泌	免疫
細胞	・神経細胞、神経線維	・腺細胞	・リンパ球(B細胞、T細胞) ・食細胞
分子	・神経伝達物質 (低分子)	・ホルモン (ステロイド性、ペプチド性)	・抗体 ・サイトカイン(ペプチド) ・化学メディエーター(低分子)
備考	伝達物質は脳内の神経細胞から放出され、隣接する神経細胞に届いて効果を発揮する。その代表はノルアドレナリン、ドーパミン、セロトニン、アセチルコリンなどである	ホルモンは精巣や卵巣、副腎などの内分泌器官から放出され、血液の流れに乗って遠くの臓器に届いて効果を現す。脳下垂体ホルモン、甲状腺ホルモン、性ホルモンなどがある	サイトカインは免疫系で生産され、血液によって脳や内分泌系に届く。たとえば、感染症にかかるとマクロファージから放出されたインターロイキン1が、脳に届いて発熱や食欲不振、眠気を起こし、内分泌系に作用し、成長ホルモンとプロラクチンの生産をうながす

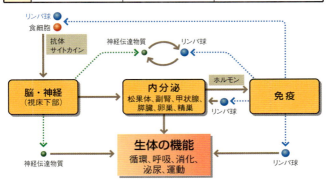

4-2 神経伝達物質が免疫系におよぼす作用

　中枢神経から統御に必要な**情報伝達**は、**シナプス**を介して神経細胞がたがいに接合することで行われます。このシナプス伝達には**化学伝達物質**がかかわっており、興奮性あるいは抑制性の効果をもたらします。

　この伝達物質にはアドレナリンやノルアドレナリン、アセチルコリン、ドーパミン、ヒスタミンなどがあります。アセチルコリンは副交感神経節前線維および中枢神経系における伝達物質であり、ノルアドレナリンは交感神経節前線維および中枢神経系における伝達物質です。副交感神経の活動が高まるとアセチルコリンが放出され、それが原因となってリンパ球のはたらきが高められます。逆にストレスなどによって交感神経が刺激されるとノルアドレナリンなどが放出され、免疫反応は抑制されます。

　これらの神経伝達物質は、内分泌組織の副腎髄質から分泌されるホルモンと同じという、とてもおもしろい現象が見られます。実は、アドレナリン、ノルアドレナリン、ドーパミンは副腎髄質からも分泌されているのです。これは副腎髄質細胞が交感神経原基から発生しており、内分泌腺と自律神経との中間に位置していることを示すものでしょう。

　不快なストレスを受けると交感神経系経由でアドレナリンとノルアドレナリンが、内分泌系経由としてグルココルチコイドがそれぞれ分泌され、免疫反応は抑制されます。

　一方、快情動のときにはドーパミンやエンドルフィンが分泌され、免疫反応は亢進します。快情動を生む脳内の部位を調べてみると、ドーパミンを神経伝達物質とする神経回路の脳内分布に、

ほぼ一致していることがわかりました。

エンドルフィンはアヘンに似た作用をもっており、それが快情動や鎮痛の発現に関与しているようです。

各伝達物質が免疫系におよぼす作用

伝達物質	作用部位	作用
アドレナリン T細胞 ↓ NK細胞 ↓	交感神経節前線維	心拍数増加、血圧上昇
ノルアドレナリン 抗体 ↓ マクロファージ ↓	中枢神経系	血管収縮、気管支拡張
アセチルコリン T細胞 ↑ 抗体 ↑ インターフェロン産生 ↑	副交感神経節前線維 中枢神経系	血管拡張、心拍数低下、消化機能亢進、発汗、瞳孔縮小
ヒスタミン 多核白血球の走行性 ↑ 脱顆粒 ↑	肥満細胞、肺、肝、胃粘膜、脳	平滑筋収縮、胃酸分泌亢進、血管透過性亢進
β-エンドルフィン NK細胞 ↑ B細胞 ↑ インターフェロン産生 ↑ 好中球走化性 ↓	脳下垂体、中脳腹側被蓋部	鎮痛作用、かゆみ、眠気、鎮咳、多幸感、徐脈、消化管運動低下
エンケファリン NK細胞 ↑ インターフェロン産生 ↑ 抗体産生 ↓ 単球走化性 ↓	脳、脳下垂体、脊髄、副腎髄質	鎮痛作用、多幸感、徐脈、身体精神依存、呼吸抑制作用

4-3 ホルモンが免疫系におよぼす作用

　内分泌腺が分泌する**ホルモン**は、特定の臓器でつくられた化学物質が、血流によって離れた場所に運ばれ、少量で特異的な作用を発揮するものと定義されていました。ところが視床下部の神経細胞もホルモンを産生し、下垂体ホルモンの合成や分泌を調節していることが明らかにされ、従来のホルモンの概念が拡大されるようになりました。つまり、神経伝達と内分泌との区別があいまいになってきたのです。

　ホルモンとはおもに内分泌系で情報伝達をつかさどる物質です。ホルモンには**副腎皮質ホルモン放出ホルモン（CRH）**のように、別のホルモンを放出させる高次のホルモンがあります。このホルモンが分泌されると**副腎皮質刺激ホルモン（ACTH）**という次のホルモンが分泌されます。このホルモンが体循環で内分泌臓器へと運ばれ、これが標的臓器からのホルモン分泌をうながします。副腎皮質からグルココルチコイド、性腺からエストロゲンやアンドロゲンなどの性ホルモンが、甲状腺からは甲状腺ホルモンが分泌され、それが調節されているというわけです。

　免疫機能ともっとも関係のあるホルモンは副腎皮質ホルモンの**コルチゾール**です。たとえばストレスが加わった場合、脳が感知するストレスは内分泌系の指令を経て、間接的に免疫系のはたらきを修飾します。すなわちストレスによって脳下垂体でACTHがつくられ、このホルモンの作用により副腎で副腎皮質ホルモンであるコルチゾールが分泌されます。このコルチゾールは胸腺リンパ球をはじめ多くのリンパ球に細胞死（アポトーシス）を誘導し、逆に免疫のエフェクター活性を刺激して炎症を抑えているの

です。そして、これら免疫系を動かすほぼすべてのホルモンの調整は、脳の視床下部の神経細胞活動や脳の支配下にある自律神経の活動に起因しています。

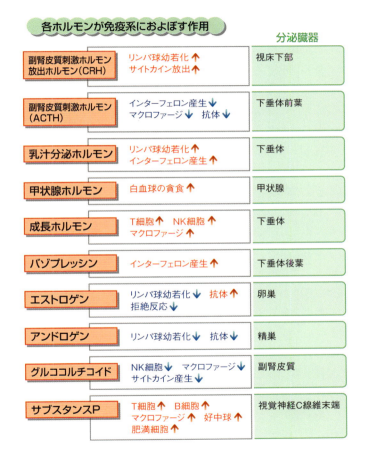

各ホルモンが免疫系におよぼす作用

ホルモン	作用	分泌臓器
副腎皮質刺激ホルモン放出ホルモン（CRH）	リンパ球幼若化↑　サイトカイン放出↑	視床下部
副腎皮質刺激ホルモン（ACTH）	インターフェロン産生↓　マクロファージ↓　抗体↓	下垂体前葉
乳汁分泌ホルモン	リンパ球幼若化↑　インターフェロン産生↑	下垂体
甲状腺ホルモン	白血球の貪食↑	甲状腺
成長ホルモン	T細胞↑　NK細胞↑　マクロファージ↑	下垂体
バゾプレッシン	インターフェロン産生↑	下垂体後葉
エストロゲン	リンパ球幼若化↓　抗体↑　拒絶反応↓	卵巣
アンドロゲン	リンパ球幼若化↓　抗体↓	精巣
グルココルチコイド	NK細胞↓　マクロファージ↓　サイトカイン産生↓	副腎皮質
サブスタンスP	T細胞↑　B細胞↑　マクロファージ↑　好中球↑　肥満細胞↑	視覚神経C線維末端

4-4 サイトカインの神経・内分泌系への作用

　免疫系の細胞は、細菌やウイルスなどの病原微生物やがん細胞などに対し、いろいろな活性物質を産生して攻撃します。代表的なのが**抗体**である免疫グロブリンです。この抗体のように、免疫系の営みに不可欠な物質を**サイトカイン**と総称します。

　1980年代に発見が相次ぎ、数々のインターロイキン、インターフェロン、腫瘍壊死因子（TNF）など、すでに50種類以上が知られています。

　サイトカインに共通する特徴はすべてたんぱく質であって、きわめて微量で効果を発揮することです。サイトカインには機能的にT細胞の調節に関与するもの、B細胞の抗体産生を調節するもの、腫瘍細胞に対して直接的に増殖抑制や破壊作用を示すもの、骨髄における造血をうながすもの、アレルギーなど炎症反応に関与するものなど、さまざまな機能を示すものがあるのです。

　また、サイトカインは免疫系の物質であるとされていますが、実は免疫系から脳や内分泌系へ向けての作用もあります。免疫担当細胞から分泌されているサイトカインは血流を介して作用を発揮しているので、食細胞やリンパ球などの免疫担当細胞は内分泌細胞と見なしてよいということにもなります。

　先に説明したように、神経伝達物質は内分泌系細胞を介して免疫系にも作用をおよぼしています。このように神経系、内分泌系、免疫系細胞からそれぞれ分泌される情報伝達物質はその系内の情報伝達だけにとどまらず、系を越えて系と系との間の情報伝達にも用いられているのです。

　しかも、これらの情報伝達物質は単独で作用するのではなく、

実は広範囲で重複し、共有されています。これらの系は明確な役割分担を独立して果たしているのではなく、おたがいに密接に関連しながら、全体としてネットワークを形成しているのです。

各サイトカインが免疫系におよぼす作用

インターロイキン-1（IL-1）

発熱、摂食抑制、徐波睡眠を誘発、痛覚増強、胃酸分泌抑制
脾交感神経活動↑　海馬アセチルコリン放出↓
神経成長因子産生↑　ACTH↑　CRH↑
成長ホルモン↑　プロラクチン↑　甲状腺刺激ホルモン↓
黄体形成ホルモン↓　エンドルフィン↑

産生細胞: 単球、樹状細胞、好中球、T細胞、B細胞、マクロファージ、内皮細胞など

インターロイキン-2（IL-2）

発熱、徐波睡眠を誘発
ACTH↑　エンドルフィン↑

産生細胞: おもに活性化T細胞

インターロイキン-3（IL-3）

神経細胞の突起進展、アセチルコリン神経の維持

産生細胞: 活性化T細胞、肥満細胞、好酸球

インターロイキン-6（IL-6）

発熱、アセチルコリン神経の維持
ACTH↑　甲状腺刺激ホルモン↓
黄体形成ホルモン↓　神経成長因子産生↑

産生細胞: T細胞、B細胞、線維芽細胞、単球、内皮細胞、メサンギウム細胞など

腫瘍壊死因子-α（TNF-α）

発熱、摂食抑制、徐波睡眠誘発、鎮痛、
オリゴデンドログリア変性、脱髄

産生細胞: おもに活性化マクロファージ（単球）

インターフェロン-α（IFN-α）

発熱、摂食抑制、徐波睡眠誘発、鎮痛、
視床下部・大脳皮質の神経活動修飾

産生細胞: T細胞、B細胞、マクロファージ、線維芽細胞、血管内皮細胞、骨芽細胞など

（神庭重信氏による1999年のデータを改変）

4-5 ストレスと内分泌・免疫系細胞の反応

　ストレスは人体の2つの系を刺激します。1つめは、ストレスに迅速に反応する**自律神経系**で、交感神経が興奮すると、フィードバック機構によって脳の視床下部が刺激され、視床下部の神経細胞が活動して、シナプスを介して化学伝達物質であるノルアドレナリンが脳内でも出現するようになります。そして副腎髄質からはアドレナリンが放出されて、結果的には免疫が低下するようになります。

　アドレナリンやノルアドレナリンは心臓の動きを早め、血管を収縮して血圧を高め、血液を全身にめぐらせます。また、肝臓に作用してグルコースを血液中に放出します。旅行すると便秘になりやすい1つの要因は、交感神経が興奮し、腸の活動が低下するためです。

　2つめは、ストレスにゆっくり反応する**視床下部・脳下垂体・副腎系**です。ストレスの刺激が脳に入力されると、視床下部からCRH（副腎皮質刺激ホルモン放出因子）というホルモンが放出されます。これを受け取った脳下垂体が興奮し、ACTH（副腎皮質刺激ホルモン）を放出します。ACTHは血液の流れに乗って、遠く離れた副腎に届きます。こうして副腎皮質が刺激され、ストレスホルモンであるコルチゾールを放出するわけです。

　自律神経の反応の速さに比べて、「視床下部・脳下垂体・副腎系」の反応は実にゆっくりしています。しかし、このことが重大な結果を生む場合があるのです。

　ストレスが長く続くと副腎が肥大するのはACTHのせいです。このとき脳下垂体ではACTHの生産にかかりきりになっている

ため、そのほかの大切なホルモンの生産がおろそかになります。精巣や卵巣を刺激するホルモンや成長ホルモン、毛髪の黒色色素が生産されなくなるので、卵巣や精巣が萎縮し、身長は伸びず、髪の毛は白くなるというわけです。

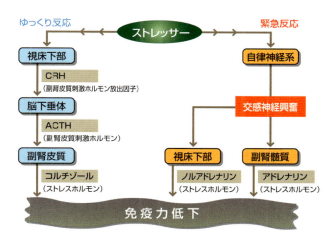

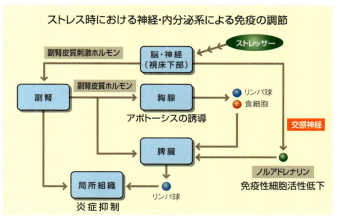

4-6 免疫を低下させるストレス

ノルウェーの神経生理学者H・アルシン博士は、パラシュート降下の訓練を受けて間もない段階のノルウェー軍の新兵を対象に、彼らの血液中のホルモン濃度の変化を調べました。

血液100ミリリットル中のコルチゾール量は飛行前には6μg(マイクログラム)でしたが、初飛行の直後には13μgに上昇していました。しかし、2回目の飛行後では8μgへと急激に減少し、3回目では6μgと平常に戻っていました。血液100ミリリットル中のノルアドレナリン量は飛行前には20μgでしたが、初飛行直後には38μgに増えていました。しかし2回目の飛行では、30μgに減少していました。

血液100ミリリットル中のテストステロン量は、飛行前には6.5μgでしたが、初飛行の直後には3μgに減少していました。しかし、2回目の飛行では6.5μgに回復しました。

ストレスに対処するために、ノルアドレナリンとコルチゾールが血液中に急激に増えたのですが、性欲を高めるテストステロンは生きるか死ぬかの危機的ストレス状態では不要なのかもしれません。

ノルアドレナリンやコルチゾールにもっとも影響するのは、**ナチュラルキラー（NK）細胞**といわれる免疫細胞です。ストレス時に放出されたこれらのホルモンは、リンパ球の幼若化反応を低下させるばかりでなく、NK細胞の活性を低下させて免疫力を低下させるのです。

NK細胞活性を強力に下げる因子が精神的ストレスです。精神的なストレスを与えるとNK細胞の活性は数分で下がり、ストレスの度合いに応じて低下することがわかりました。

卒業試験の前後のNK細胞活性を調べると、おもしろい結果が得られました。試験の結果が思わしくなく、落ち込んだ学生のNK細胞は低下したのに反し、大部分の学生は試験のストレスから開放され、NK細胞活性が上昇していました。

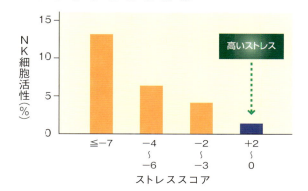

ストレス度合によるNK細胞活性の低下

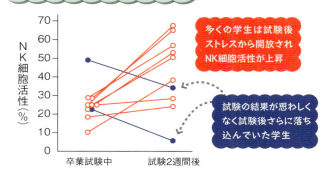

医学部学生を対象にした測定結果

4-7 ストレスで低下する免疫は副交感神経優位で回復

　ストレスに対し迅速に反応する系は**自律神経**です。ストレスによって交感神経が刺激されて、アドレナリンやノルアドレナリンが放出されて免疫が低下します。したがって、ストレスを受けたとき免疫力を回復させるには副交感神経を刺激して、優位に保っておくことが大切です。

　白血球は顆粒球とリンパ球とに分かれています。白血球のうち顆粒球は54〜60％、リンパ球は35〜41％を占めています。顆粒球は細菌などの比較的大きなサイズの異物を処理しますが、このとき**活性酸素**を放出して細菌類などを攻撃するのです。

　交感神経のはたらきが優位になると、分泌してきたアドレナリンの作用で顆粒球が必要以上に増加します。顆粒球が放出した活性酸素が体のあちこちの細胞や組織を破壊して、結果として免疫力低下を誘導するのです。

　したがって免疫力をアップさせるには、副交感神経を刺激して、優位に保っておくことが大切なのです。それでは副交感神経を優位に保つには、具体的にはどのようにすればよいのでしょうか？

　まず、免疫力を低下させる最大の原因であるストレスを探し、それを軽減させることです。次に、気持ちよく続けられるような適度な運動をすることも必要です。

　体が温かくなり汗ばむくらいの運動は、副交感神経を優位にします。食事の際、ゆっくり食べることも大切です。食べること自体が副交感神経を優位にしますが、ゆっくり食べるとその効果がさらに増強します。

　さらに、体を温めて血流をよくすることも欠かせません。少し

ぬるめのお風呂にゆっくりつかってください。また、深呼吸も副交感神経を優位にするいい方法です。

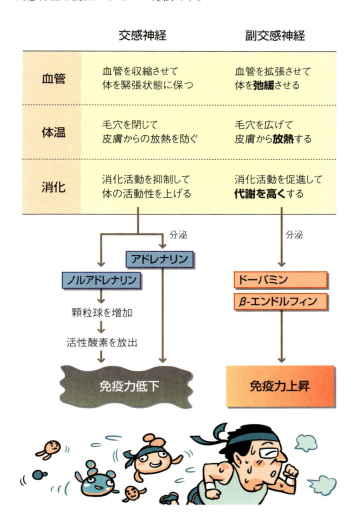

4-8 ストレスを条件づけすると免疫力は低下する

　ストレスが加わると免疫力が低下することを述べましたが、実際は複雑で、ストレスの量と質、ストレスを受ける時間の長さなどによって、免疫は微妙に影響を受けることが知られています。たとえば、マクロファージの食作用は短期のストレスでは亢進しますが、ストレスが長引くと低下します。

　また、ストレスを条件づけした場合に、実際にはストレスを与えなくても免疫が低下することもわかってきました。

　ロチェスター大学の実験心理学者R.エイダー博士は、パブロフの条件反射実験を行っていました。ラットの口にサッカリン水を注入したあと、吐き気をもよおさせるサイクロフォスファマイドという薬品を注射しました。これを繰り返していると、ラットはサッカリン水を注入するだけで吐き気をもよおすように条件づけられたのです。

　ところで、サイクロフォスファマイドは強力な「免疫抑制作用」をもつ薬剤です。サッカリン水を注入され、サイクロフォスファマイドを注射されたラットは、当然、免疫力が低下していました。しかし、サッカリン水を飲んだだけで吐き気をもよおすようになったラットも免疫が低下していたのです。ラットにサッカリン嫌いにさせる条件づけだけではなく、免疫系が抑制されるような条件づけも行われたということです。

　エイダー博士はロチェスター大学の同僚の免疫学者N・コーエン博士とともに、この実験結果を確かめるために一連の研究をしました。サッカリンを飲んで免疫が低下するよう条件づけられたラットは、免疫が低下していたために感染症にとてもかかりやす

くなっていました。しかし、このラットは全身性赤斑性狼瘡という自己免疫疾患には、免疫力低下のためおどろくほどの抵抗を示したのです。これは「行動の条件づけ」と「免疫の変化」との間の明確な関連性を示す実験として、注目されたのです。

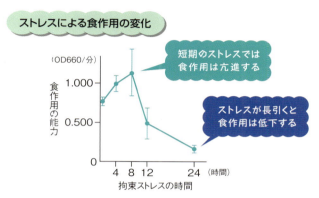

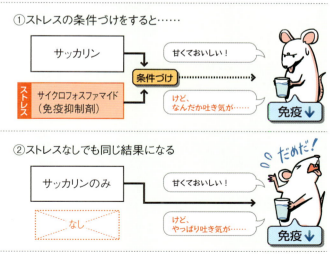

4-9 心のもち方が免疫を変える

　心のもち方が、免疫系の強弱に深く関係していることが知られています。なにごともポジティブにとらえ希望をもつ人が脳を活性化し、交感神経と副交感神経のバランスがとれ、神経・内分泌・免疫系の三位一体が整い、その結果免疫力は増強されるのです。

　逆に、落胆や失望は強力なストレスとなって脳を直撃し、交感神経と副交感神経のバランスがくずれます。その結果、三位一体がゆがんでしまい、免疫系が弱体化するというわけです。

　心のもち方で、もっとも影響を受けやすい免疫細胞は**NK（ナチュラルキラー）細胞**です。たとえば笑えばNK細胞活性は上昇し、落ち込むとNK細胞活性が低下するというぐあいに、NK細胞はメンタルの影響をもっとも受けやすいのです。同じように生きがいのある楽しく生き生きとした生活はNK細胞の活性を高め、いやいやものごとにあたったり、暗い心でいたりするとNK細胞活性を失うようになるのです。

　それでは、「心の変化」がどのようにしてNK細胞活性に影響を与えているのでしょうか？

　私たちは日常生活のなかで、なにかあるたびに「好き」「嫌い」を無意識的に判断しています。この「心の変化」や「感情の変化」が間脳に伝わると、間脳が活発に活動し、情報伝達物質であるプロオピオメラノコルチン（POMC）というたんぱく質を合成し、それが無数の神経ペプチドに分解されるのです。

　この神経ペプチドは、まるで感情をもっているかのように情報の内容を判断し、その判断によって自分の性質を変える力をもっています。

「好き」とか「楽しい」場合には、このたんぱく質はβ-エンドルフィンやドーパミンなどの「善玉ペプチド」として血液やリンパ球を通じて全身に流れ、NK細胞を活性化させます。「悲しいとき」や「ストレスがかかったとき」はアドレナリンやノルアドレナリンが放出されて、NK細胞の活性は低下するのです。

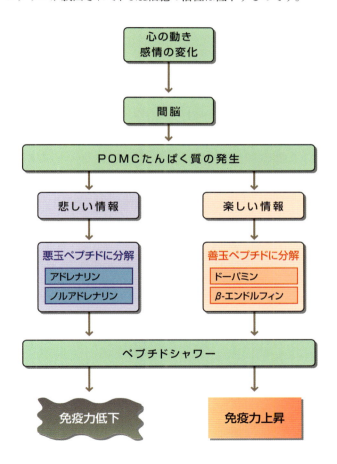

4-10 プラスのイメージでNK細胞を活性する

　それでは、どのようなことをすれば**NK細胞**の**活性を高める**ことができるのでしょうか？　まず、運動をするとNK細胞の活性が高まります。日常的に運動する人は、あまり運動しない人よりもNK細胞活性が高くなることが知られています。特に**歩く**という運動は有効で、東京ガス健康開発センターが発表したデータでは、社員9000人を16年間追跡調査した結果、毎日1時間の歩行と週末の運動をしている人は、ほとんど歩いていない人に比べ、がんによる死亡のリスクが半分になったという結果でした。

　現代社会はストレスで満ちています。そのため、現代人は免疫を低下させています。しかし、なにごともよい方向で考えましょう、ポジティブな思考をしましょう、と私は提案しています。

　私は30分間目を閉じてもらって、沖縄のサンゴ礁をイメージしてもらうというイメージトレーニングの実験をしました。「サンゴ礁がきれいですね。熱帯魚が気持ちよさそうに泳いでいますね」と言って、沖縄のサンゴ礁を30分間イメージしてもらうだけで、全員のNK細胞活性は上昇しました。

　このような結果から、あまりストイックに生きるのではなく、お酒も多少は飲んで陽気に楽しく暮らしている人のほうが、ストレスが少なく、NK細胞活性も高く保てるということが考えられます。

　フィンランド症候群という言葉があります。これはフィンランドで行われた調査です。45から55歳の部課長クラスの男性を、禁酒、禁煙、コレステロールも血圧も正常という600名と、生活になんの制限もせず、好き勝手に生きた600名のグループに分け

て、10年間観察したところ、節制組の死亡率がはるかに高かったという結果を受けて名づけられた症候群なのです。

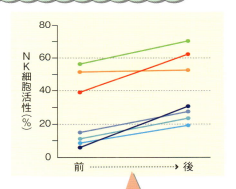

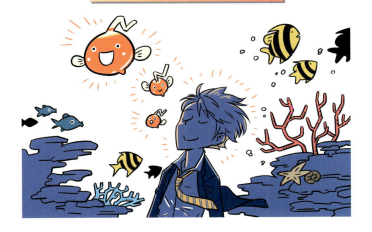

4-11 笑いでNK細胞を活性化する

　N.カズンズ博士は『笑いと治癒力』（岩波書店）という著書のなかで「笑いは感性のプログラムを活性化し、治癒力を高める」と語っています。笑いは自律神経を介して、心と体のプログラムを活性化させるというのです。

　たとえば、かわいがられない子どもは発育が遅れ、身長や体重も伸びません。これは「やさしさ」という感性の情報が欠如することにより、心のプログラムが円滑に作動しなくなり、成長ホルモンの分泌や食物の消化、呼吸がうまくいかなくなったことを意味します。つまり、成長・発達に関与する身体プログラムがうまく作動しなくなった結果なのです。

　やさしくされると子どもの消化・吸収力が進み、成長ホルモンの分泌だけでなく、抗体産生などの免疫プログラムまで活性化されるのです。

　同じように「笑う」という行為が、神経・内分泌系から免疫系へと続く心と体のプログラムを活性化して、免疫系上昇を導くのです。「笑う」ことでNK細胞活性が上昇するというデータは、たくさん報告されています。

　L.ベーク博士は健康な医学生52人を対象に、1時間のコメディビデオを鑑賞させ、その前後の免疫因子の活性を測定しています。NK細胞の活性は、鑑賞前24％が鑑賞後38％に増加し、免疫グロブリンのIgA抗体量は1.75mg/dlから2.0mg/dlへ、IgM抗体量は0.75mg/dlから0.9mg/dlへ、IgG抗体量は9.5mg/dlから11.5mg/dlへとそれぞれ増加していました。これらの効果はビデオ鑑賞後、12時間以上も持続したということです。

「笑う」と免疫力が高まるという研究はたくさんありますが、ほとんどが1時間笑うというものでした。ところが「3時間笑う」という実験をしたところ、逆に免疫力が低下した例が見られたのです。つまり「笑いもほどほどに」ということです。

コメディビデオによる免疫活性の実験

免疫因子		鑑賞前	鑑賞後	増加率
NK細胞活性	(％)	24.0	38.0	58％
IgA抗体	(mg/dl)	1.75	2.0	14％
IgM抗体	(mg/dl)	0.75	0.9	20％
IgG抗体	(mg/dl)	9.5	11.5	21％
補体	(mg/dl)	0.75	1.25	67％
γ-インターフェロン	(IU/ml)	0.4	0.9	125％

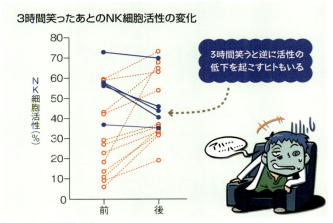

(リー・ベークの実験より)

第4章のまとめ

心の健康に深くかかわるNK細胞のはたらきを高める方法

1. **適度に運動する**
   (特にウォーキングが効果的)

2. **ポジティブシンキング**
   (前向きな考え方をする)

3. **イメージトレーニング**
   (美しいサンゴ礁などを思い浮かべる)

4. **あまりストイックにならず、ほどほどに暮らす**

第5章

がんと免疫

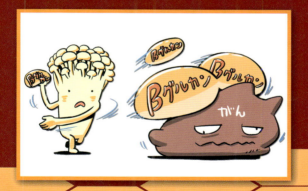

5-1 がんの発生を抑えるTh-1系の細胞群

　私たちの体の中に毎日3000個から5000個の**がん細胞**が発生していることは、意外に知られていません。ある新聞社の調査によると、日本人の8割近くがこのことを知らないと答えていました。

　人間の体は約60兆個の細胞で構成されていますが、そのうち約2％が新陳代謝などで毎日新しく生まれ変わっています。いまの瞬間にも莫大な数の細胞が生まれ、死んでいるのです。これは大変な作業になるわけで、1細胞中にある30億文字分の情報（百科事典20巻分）を1字たりとも間違えないようにコピーしながら、細胞は分裂し続けているのです。このような天文学的数字の作業のなかで、ミスが起こらないはずはないのです。

　このときごく一部の細胞にはどうしてもコピーミスが起き、遺伝子が傷ついて、がん遺伝子が目覚めてしまうことがあります。

　がん細胞の発生は、DNAの中で眠っているがん遺伝子が**発がん物質**（イニシエーター）のはたらきかけによって目覚めることからはじまります。

　細胞の中で発がん遺伝子が目覚めると、次に**発がん促進物質**（プロモーター）によって細胞が変化し、変化した細胞が分裂してがん細胞になります。このがん細胞が異常に増殖したものが「がん」なのです。

　がん細胞が「がん」にならないようにしているのが**Th-1細胞**の**免疫システム**です。Th-1は私たちの体を「動的」に維持するため、絶えず「できそこないの細胞」を監視し、殺しているのです。

　Th-1免疫システムのなかで、早期に活性化されてがん細胞を攻撃する免疫細胞がNK細胞です。活性化されたNK細胞はIFN

（インターフェロン）-αを生産し、Th-1細胞がはたらく前の防御をになうと同時に、ほかのサイトカインと共同してTh-1細胞の活性化を誘導しているのです。

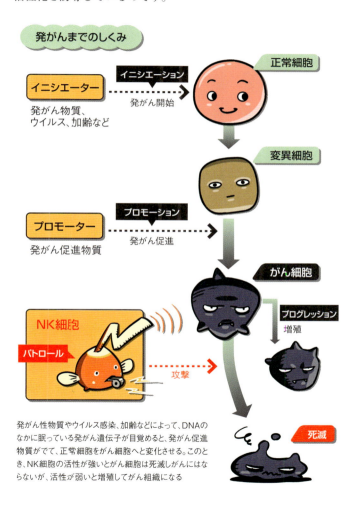

発がん性物質やウイルス感染、加齢などによって、DNAのなかに眠っている発がん遺伝子が目覚めると、発がん促進物質がでて、正常細胞をがん細胞へと変化させる。このとき、NK細胞の活性が強いとがん細胞は死滅しがんにはならないが、活性が弱いと増殖してがん組織になる

5-2 NK細胞活性が強いとがんにならない

　がん細胞を攻撃するのはNK細胞ばかりではありません。Th-1系のキラーT細胞も、マクロファージが分泌するTNF-α（腫瘍壊死因子）もがん細胞を攻撃します。しかし早期に出動してがん細胞をいち早く攻撃し、がんを阻止するもっとも重要な細胞が**NK細胞**なのです。NK細胞はもともと自然免疫系に属していた免疫細胞ですが、いまTh-1系の免疫システムに深く関与し、**早期誘導免疫**の主役を演じています。

　このNK細胞ですが、ほかの免疫担当細胞と異なり、日常生活のちょっとした変化で簡単に活性を高めたり低めたりするのです。楽しくポジティブな考えをするだけで、活性はすぐ高まります。適度な運動をしても活性が上昇します。逆にイヤなことを経験したり、暗い気分になるだけでNK細胞活性は低下します。

　したがって、NK細胞を活性化すればがんが予防できるというわけです。

　次のような研究があります。咽頭がんになった人のNK細胞活性を手術前に測定して、活性が強い人のグループ、弱い人のグループに分けて術後3年間のがん再発率を比較した研究です。結果はNK細胞の活性が強い人ほど、再発後に死亡する割合が低いことがわかりました。がん細胞が出現すると活性化されたNK細胞が近寄り、パーフォリンという物質をだしてがん細胞に穴を空け、そこからがん細胞内の水分と塩分を消失させて、数分でがん細胞を死滅させるのです。

　生きがいがあり、楽しく生き生きとした生活をしている人はがんになりにくかったり、がんになったとしても再発率が少ないと

いう事実があります。毎日を楽しく生き生きとした生活を続けている人のNK細胞活性は、常に高い状態に保たれているからです。

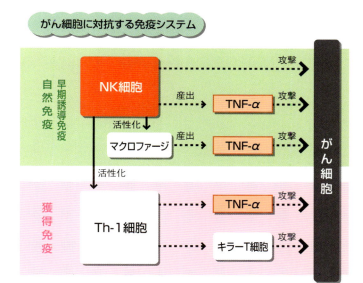

がん細胞に対抗する免疫システム

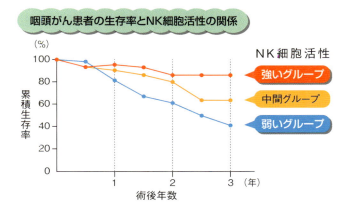

咽頭がん患者の生存率とNK細胞活性の関係

5-3 免疫はがん発生のブレーキの役目

発がんのプロセスについては簡単にふれましたが、ここではもう少しくわしく解説してみましょう。

私たちの体を構成している60兆個の細胞が新しい細胞と入れ替わるとき、コピーミスが起きます。その原因を**イニシエーター**（**発生要因**）といって、化学物質やウイルス、放射線などいろいろな因子があります。これらが遺伝子を傷つけ、がん細胞が発生します。しかしふつうは免疫システムによって、このがん細胞は修復されたり消されたりして、大きく育つことはありません。

ところが、イニシエーターの影響が大きかったり、免疫力が低下している場合などにがん細胞が増え、がんになります。悪性化して命さえあやうくします。

しかし、がんの発育のそれぞれの段階でがんを増殖させる因子を取り除き、免疫を強化することに努力すれば、がんの発育の状況が大きく変わってくるのです。

胃がんを例にとりますと、がん細胞が発生する時期も成長するスピードも、その人の生活次第で大きく変わります。胃がんはがん細胞の発生からがんと診断されるまで20ないし30年かかります。しかし食生活などを注意することで、がん細胞ががん化するはじまりを60歳まで遅らせることができます。さらに進行に40年かかれば、早期がんの発見は100歳ということになります。

がんに効く補助食品がいろいろ発売されています。アガリスクや霊芝など免疫力を高めるもの、乳酸菌など腸内環境を改善するもの、ビタミンC・E、カロチン、リコピン、スピルリナ、クロレラ、プロポリスなど抗酸化作用のあるもの、ウコンとかフコイ

ダンなど血管新生を抑えるものなどいろいろあります。これらを組み合わせて、自分に合った補助食品を摂ることが大切です。

がんの発生段階と免疫

	がん細胞の発生	発がん促進	がんの成立	早期がん	進行がん
呼称	イニシエーション（発生）	プロモーション（促進）	プログレッション（増殖）		
要因	・活性酸素 ・化学物質 ・紫外線 ・食物	・ウイルス ・脂肪 ・塩分			
状況	遺伝子に傷がつき、細胞が突然変異を起こした状態	がん細胞が育っていく状態。がん細胞は100日で1回分裂して2倍に、1年で8倍となる	がん化した細胞が栄養補給路としても毛細血管をつくり、リンパ管や血管を介して転移もする	がん細胞は豆つぶ大となり検診で見つかるようになる。がんの発生から数年、長いと30年以上にもなる	がん細胞が3センチを超えるようになると、死に至ることもある
予防	要因であるタバコや放射線、紫外線などは避けること。抗酸化物質を摂ること	脂肪を摂りすぎると胆汁酸が増え、腸内悪玉菌が増える		早期発見につとめる	総力をあげてがんと闘う
免疫	ほとんどの細胞が免疫システムで攻撃され、消えてゆく	β-カロチンやビタミンEなど抗酸化物質で抑えることができる	免疫力を高めるキノコやキャベツなどを積極的に摂る		

免疫の強化によって
がんの発育速度を遅らせる

5-4 腫瘍壊死因子(TNF)を産生する食品

腫瘍壊死因子（TNF） は、マクロファージが分泌する物質で、がん細胞を殺す作用をもっています。

バナナやスイカなどの果物、赤色のアカスギノリ、白色のアオマフノリなどサラダに使われる海藻などにTNFを誘導する作用のあることが帝京大学薬学部の山崎正利教授らの研究で明らかにされました。この効果は、抗がん剤のインターフェロンに劣らないということです。

山崎教授らは、果物や海藻、野菜などをジュースにしてマウスの静脈に注射し、果物、海藻、野菜のなかでなにがどれくらいマクロファージを活性化して、TNFをつくるかを調べました。

その結果、野菜ではキャベツやナス、ダイコンなどにマクロファージを活性化する成分が多く含まれていることがわかりました。緑黄色野菜はかならずしも活性化の度合いが強くありませんでした。果物ではバナナやスイカ、パイナップルなどに強く認められました。病後の体力が落ちているときにバナナを食べたり、夏バテのときにスイカを食べるというのは、マクロファージを活性化するという観点からも納得のいくことだと思われます。ビタミンCが豊富でヘルシーなイメージのある柑橘類は、意外にマクロファージを活性化する作用が弱かったことが印象的でした。

海藻では、アオマフノリやアカスギノリ、アカノリはTNF誘導作用が強かったのですが、ヒジキやコンブ、ワカメなどにも十分活性が認められました。

また山崎教授らはマウスに数種類の野菜汁を飲ませ、TNFがどれくらいつくられるかを調べています。その結果、蒸留水を飲

ませたマウスに比べ、キャベツやナス、ダイコンなどの淡色野菜汁を飲ませたマウスは、TNFの活性が約10倍にもなっていました。

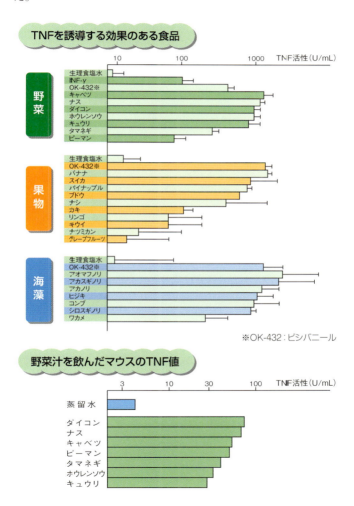

TNFを誘導する効果のある食品

野菜：生理食塩水／INF-γ／OK-432※／キャベツ／ナス／ダイコン／ホウレンソウ／キュウリ／タマネギ／ピーマン

果物：生理食塩水／OK-432※／バナナ／スイカ／パイナップル／ブドウ／ナシ／カキ／リンゴ／キウイ／ナツミカン／グレープフルーツ

海藻：生理食塩水／OK-432※／アオマノリ／アカスギノリ／アカノリ／ヒジキ／コンブ／シロスギノリ／ワカメ

※OK-432：ピシバニール

野菜汁を飲んだマウスのTNF値

蒸留水／ダイコン／ナス／キャベツ／ピーマン／タマネギ／ホウレンソウ／キュウリ

5-5 緑茶のがん抑制効果

　日本各地を市町村ごとに細かく分けて長寿地域を探してみると、長寿地域はすべて緑茶を多く飲んでいるところでした。特に静岡県掛川市に住む人たちがもっとも長寿で、1人あたりの医療費も日本でもっとも少なかったといいます。

　東北大学の栗山進一教授らの調査によると、緑茶を1日5杯以上飲むグループは1杯未満のグループに比較して男性で12％、女性で23％の割合で全死因死亡のリスクが低下していました。疾病ごとに見ると、循環器疾患でより強い関連が見られ、男性で22％、女性で31％も低下していました。

　そのほか、お茶には「がん抑制効果」や「老化防止効果」があることがわかっています。

　静岡県立大学の富田 勲教授は各種緑茶のがん抑制効果を、イニシエーターの1つである突然変異を抑える効果と、発がんプロモーションを抑える力とに分けて、それぞれの活性を調べています。興味あることに抗突然変異作用と抗発がんプロモーション活性は緑茶によって異なるということでした。

　緑茶に多く含まれているカテキン類は強い抗酸化作用と突然変異抑制作用を有していることが、多くの学者によって明らかにされています。カテキンが緑茶の健康増進効果の立役者のようです。

　カテキンはもともと渋味の成分なので、2％以上は添加できません。そしてカテキンが体内の細胞に吸収されるには「カテキンレセプター」が細胞表面に十分に存在することが必要であることがわかってきました。このカテキンレセプターは、おもしろいこ

とに緑茶を飲むときの食べ合わせとかなり関係があるようです。ビタミンAを多く含む緑黄色野菜と食べ合わせると、緑茶カテキンの細胞内への吸収は格段によくなるのです。緑茶の健康増進効果を高めたいのであれば、緑黄色野菜をたっぷりと摂り、緑茶を飲むのがよいかもしれません。

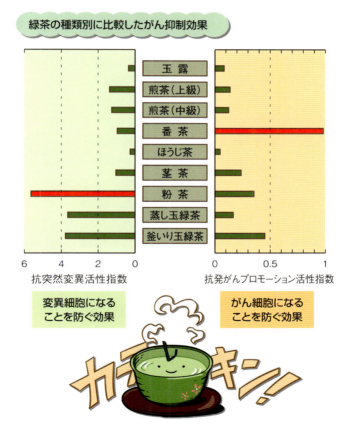

5-6 ニンニクはがんを抑制する最高の食品

　米国の国立がん研究所は、植物性食品ががんを抑えるという疫学調査を行い、がんを予防する食品をまとめて「デザイナーズフード・ピラミッド」をつくりました。予防効果のもっとも高い食品は**ニンニク**でした。

　ニンニクの抗がん作用が最初に報告されたのは1975年でした。その後1983年に動物実験でがんに対抗する力があることが明らかになりました。これまでの大規模な疫学調査によって、乳がん、結腸腺がん、胃がんの予防に有効であることが確認されています。

　日本では2004年に51人を対象とした大腸がん予防の臨床試験が行われました。がんに進行しやすい大腸腺種にかかっている人たちを、熟成ニンニク抽出液を1カ月2.4ミリリットル摂るグループと、その15分の1を摂るグループに分けて、大腸がん発生リスクを比較しました。その結果、多く摂ったほうのグループはがんになるリスクが30％ほど低下していました。

　ここで注意したいのは、ただ生のニンニクを大量に食べれば抗がん効果が得られるわけではないということです。実はニンニクは大変複雑な野菜で、調理法によって成分にかなりの変化を受けます。

　がん細胞にもっとも影響を与えている成分は、水溶性のイオウ化合物であるS-アリルシステインや脂溶性のジアリルスルフィドなどのスルフィド類であると考えられています。

　これらの成分には「がん細胞を増殖させる新生血管の形成を抑制する」「がん細胞をアポトーシス（自殺）に導く」「活性酸素による遺伝子の損傷を防ぐ」「がんと闘うリンパ球や細胞などの免

疫細胞のはたらきを活性化する」などの作用があることが明らかになっています。

　すりおろしたもの、焼いたもの、炒めたものなどさまざまな調理法で、1日4グラム程度のニンニクを摂るよう心がけるとよいということです。

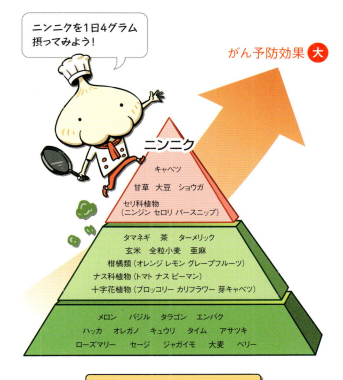

デザイナーズフード・ピラミッド

（がん予防の可能性がある植物性食品）

5-7 キノコ料理ががんを抑える

キノコは食物繊維が豊富であるだけでなく、**β-グルカン**という免疫力を高める成分が多く含まれています。料理として摂るのであれば、キノコの種類は問いません。シイタケやエリンギ、シメジ、エノキダケなど、身近で入手できるキノコを使ってください。

キノコには**免疫力賦活作用**と**抗酸化作用**の2つの特筆すべき薬理作用があります。キノコの主成分である多糖類のβ-グルカンや糖たんぱくはマクロファージを刺激し、T細胞の活性を高め、免疫力を強化してがんになるのを防いでいます。

私たちが体内に摂り入れた酸素の2％は活性酸素に変化します。活性酸素は体内の脂質と結びついて正常な遺伝子や細胞、組織を傷つけ、がんなどの生活習慣病をはじめ、さまざまな病気の元凶となります。キノコにはこの活性酸素を消す強力な抗酸化力があります。キノコの場合は直接がん細胞を攻撃するのではなく、免疫機構や活性酸素の消去作用を高めて、がん抑制効果を発揮するのです。

キノコに含まれる特効成分のβ-グルカンは水溶性です。干しシイタケのもどし汁や煮汁なども残さず摂るようにしたほうがよいと思います。

エノキダケエキスを20日間と40日間飲ませたマウス10匹ずつと、飲ませなかったマウスそれぞれの背中にサルコーマ180というがん細胞を移植しました。エノキダケのエキスを与えなかったマウス10匹は、移植後40日以内にすべて死んでしまいました。ところがエノキダケエキスを投与したマウスのなかには、移植したがん細胞が消えてしまったものがいました。

非常に転移しやすいルイス肺がんを移植し、体重1キロあたり1000ミリグラムの割合でエノキダケエキスを投与したマウスは、10匹のうち5匹が治ったのです。

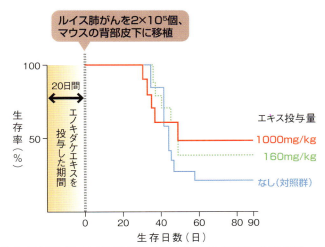

エノキダケエキスによる肺がんの予防効果(延命曲線)

(出典:田中茂男『免疫力がみるみるアップする100のコツ』2006年、主婦の友社)

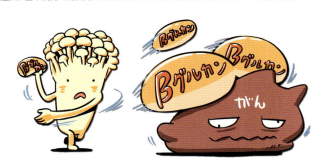

5-8 がんの免疫療法

　がん免疫療法には大きく分けて2つの方法があります。がんに対する免疫による攻撃力を高める方法とがんによってブレーキがかかった免疫の攻撃力を回復させる方法です。最近ノーベル賞を受賞した本庶教授の研究から誕生したがん治療薬「オプジーボ」は後者の方法に近くがん細胞によってブレーキがかかった免疫力を回復させ、免疫ががんを攻撃し続けられるように仕向けるがん治療薬です。

1）活性化自己リンパ球移入療法

　リンパ球をインターロイキン-2（IL-2）というサイトカインで刺激すると、がんを攻撃する活性化リンパ球になります。1回100ミリリットル程度の血液を採取して、その中に含まれるリンパ球を試験管内でIL-2を使って培養し、活性化リンパ球を増やして、もとの体に戻す方法です。

2）樹状細胞療法

　マクロファージのような樹状細胞を活性化し、抗原提示する能力をアップさせ、活性化リンパ球に攻撃の指示をださせて抗がん効果を高める方法です。樹状細胞に「顆粒球マクロファージ増殖因子」（GM-CSF）やインターロイキン-4（IL-4）といったサイトカインで1週間程度刺激してから体内に戻す方法です。

3）キラーT細胞療法

　がん組織を手術時などに採取しておき、そこから抽出したたんぱく質でキラーT細胞を刺激して培養し、患者に戻す方法です。

4）免疫賦活療法

　キノコ類や溶連菌のなかには免疫賦活物質が含まれています。これらの成分が樹状細胞のToll様受容体（TLR）を介して活性化されます。溶連菌から取りだされた「ピシバニール（OK-432）」、キノコから抽出された「レンチナン」や「クレスチン」という薬が厚生労働省で認可されています。

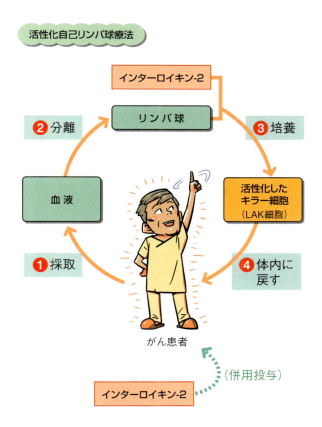

5-9 がんのイメージ療法

サイモントン療法とは米国のK.サイモントン医師によって開発された**がん治療を目的としたイメージ療法**です。

「よいことをイメージするとNK細胞が活性化する」ことは前にも述べました。医師として、長年がん治療にたずさわってきたサイモントン医師は、同じような症状の患者に同じ治療をしても結果が異なること、また同じような遺伝情報をもつ人が、同じような環境下で生活しても、がんの発症や進展には個人差があることに気がついたのです。

サイモントン医師はがんの治療にあたって、抗がん剤治療や放射線治療という通常の治療とあわせて、その治療効果を最大限に高める目的で**心理プログラム**をつくりました。

がんの進行を阻止するためにもっとも大切なことは、ストレスの影響を早く取り除くことだとサイモントン医師は考えたのです。そこで第1段階として、心身のリラックスが得られるように工夫し、次にイメージ療法を行ったのです。

「NK細胞の絵を書いてください」「がん細胞をNK細胞が食べている絵を書いてください」「がん細胞がだんだん小さくなって消えていく様子がわかりましたか？」などと患者に毎日のように話しかけ、患者にがん細胞が消えていくイメージを描いてもらうよう指導するのです。そうしている間に、いつのまにか本当にがん細胞が消えてしまうことがよくあるのです。

同じような状況でがんになっても再発もせず、いつまでも元気でいる人と、すぐ再発して死亡してしまう人がいます。これは気持ちのもち方が大きく影響しています。いつも笑って楽しく、ポ

ジティブに生きている人は、いつもNK細胞の活性が高まっています。NK細胞は常に体内を循環して新しく出現したがん細胞を攻撃して破壊しています。よいことをイメージし続けることが、がん細胞を抑えることにつながるのです。

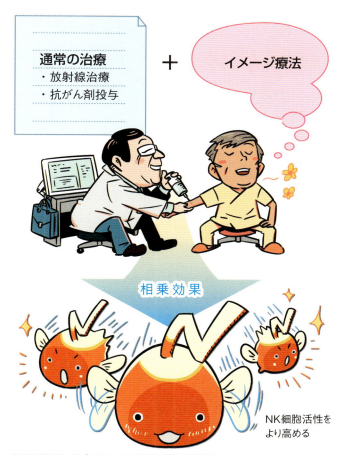

（出典：藤田紘一郎『こころとからだの免疫学』2008年）

第5章のまとめ

がんをやっつける腫瘍壊死因子（TNF）を誘導する食品

1. **野菜の一部**
   （キャベツ、ナス、ダイコンなど）

2. **果物の一部**
   （バナナ、スイカ、パイナップルなど）

3. **海藻の一部**
   （アオマフノリ、アカスギノリ、アカノリなど）

第6章
アレルギーと免疫

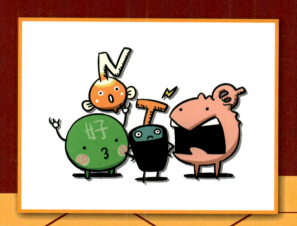

6-1 アレルギー疾患は文明病

アレルギーとは基本的には**免疫反応**の1つです。アレルギー疾患は、現代社会がもたらした文明病なのです。

アレルギーによって引き起こされる症状には、アトピー性皮膚炎、気管支ぜんそく、花粉症などのアレルギー性鼻炎などがあります。現在では、こうしたアレルギー症状をかかえる人が増えてきました。

こうしたアレルギー症状を示す人を年齢別・地域別に調べてみますと、現在では3人に1人の割合で、なんらかのアレルギー症状を示しているということがわかりました。そして子どもに多く、特に都市部ではアレルギー症状を示す人の割合が、2人に1人となっています。

国立成育医療センターの斉藤博久部長らの調査によりますと、アレルギー体質の日本人は1970年代に生まれた人に急増し、特に都市部では90％以上の日本人がアレルギー体質になってしまったということです。

花粉症やぜんそく、アトピー性皮膚炎などのアレルギー性疾患が日本人に出現するようになったのは、1965年ごろです。それまでの日本には、このようなアレルギー病がほとんど存在しなかったのです。

なぜ、昔はなかったアレルギー病が現在の日本人にこんなに多く出現するようになったのでしょうか？

それは私たちがよかれと思ってつくってきた現代の文明社会が、アレルギー病を生んだとされています。栄養状態や環境、ストレスといった複合体要因が関係しているとされています。私は

私たちの体の中に存在し、体たちの体を守ってくれている皮膚常在菌や腸内細菌などの微生物を「キタナイもの」として排除している現代の「キレイ社会」が、アレルギー病を多発させているもっとも大きな要因と思っています。

アレルギー体質の多い世代や出身地がある

ダニや花粉などに対する抗体を保有している人の割合

1951年〜1969年生まれ	44%
1971年〜1980年生まれ	88%
1970年代生まれの 中都市出身者	80%
1970年代生まれの 大都市出身者	92%

50年前の日本にはアレルギー性疾患はほとんどなかった

凡例: 寄生虫、結核、アレルギー性鼻炎、アトピー性皮膚炎、気管支ぜんそく

左軸: 感染率(%)、右軸: 10万人あたりの結核患者数(人)

6-2 寄生虫がアレルギー反応を抑える

　私はインドネシアのカリマンタン島へ、45年間毎年のように行って子どもたちの健康状態を観察しています。糞便が流れる汚ない川で遊んでいるカリマンタン島の子どもたちには、アトピー性皮膚炎やぜんそくなどの**アレルギー性疾患**で悩んでいる人はいないことに気がつきました。なぜ、汚ない川で遊んでいる子どもたちにはアレルギーがないのかが、私の生涯の研究テーマになりました。

　調べてみると、カリマンタン島の子どもたちはほとんど回虫などの**寄生虫**に感染していました。そういえば私が小学生のころは、同級生全員が回虫にかかっていました。そしてそのころは花粉症やアトピーなどのアレルギー病にかかっている日本の子どもは、まったくいませんでした。

　私が小学生のころ、スギ鉄砲というので遊んでいました。竹筒にスギの実を入れてパチンと撃つ遊びです。スギ花粉でまっ黄色になりながら、スギの実を採ってきたものです。しかし、1人もスギ花粉症になってはいませんでした。

　日本人のスギ花粉症第一例は、1963年日光市で見つかりました。しかし、日光のスギ並木は17世紀にできていました。昔の日本人はスギ花粉を吸っても花粉症にならなかったのです。

　私は回虫がアレルギー反応を抑えているに違いないと考え、イヌのフィラリアという寄生虫を材料に、アレルギー反応を抑える物質を取りだそうと実験を繰り返しました。5年以上の歳月を経て、私は寄生虫体内からアレルギー反応を抑える物質を取りだすことに成功しました。それは寄生虫の分泌、排泄液中に存在する

分子量約2万のたんぱく質でした。私はこの物質を **DiAg** と名づけました。

　耳鼻科の先生たちは、結核などの細菌感染がアレルギー反応を抑えているというデータをだしてきました。結核の予防接種、BCGを受けた子どもがアトピーやぜんそくなどのアレルギー性疾患にかかっていなかったのです。

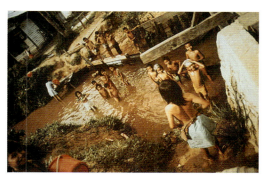

カリマンタン島の汚ない川で遊ぶ子どもたちのなかには、アトピーやぜんそくなどのアレルギー性疾患で苦しむ子はまったくいなかった

寄生虫由来のアレルギー反応を阻止する物質 DiAg の遺伝子

N Asn–Asp–His–Asn–Leu–Glu–Ser–Tyr–Phe–Gln–Thr–Leu–Ser–Trp

Leu–Thr–Asp–Ala–Gln–Lys–Asp–Glu–Ile–Lys–Lys–Met–Lys–Glu–Glu–

Gly–Lys–Ser–Lys–Met–Asp–Ile–Gln–Lys–Lys–Ile–Phe–Asp–Tyr–Phe–

Glu–Ser–Leu–Thr–Gly–Asp–Lys–Lys–Lys–Ala–Ala–Glu–Glu–Leu–

Gln–Gln–Gly–Cys–Leu–Met–Ala–Leu–Ser–Glu–Ile–Ile–Gly–Asn–Glu–
　　　　　└ Disulphide bridge to Cys 116

Lys–Met–Leu–Met–Leu–Lys–Glu–Ile–Lys–Ser–Gly–Ala–Asp–Pro–

Glu–Gln–Ile–Glu–Asp–Met–Leu–Lys–Leu–Val–Val–Asp–Lys–Glu–Lys–

Lys–Lys–Arg–Ile–Asp–Glu–Tyr–Pro–Pro–Va Cys–Arg–Lys–Ile–Tyr–
　　　　　　　　　　　　　　　　　　　　　└ Disulphide bridge to Cys 64

Ala–Ala–Met–Asn–Glu–Arg–Arg–Lys–Arg C

アレルギー反応を抑える寄生虫物質（DiAg）

　私は**アレルギー反応**を抑える寄生虫分泌・排泄中の物質（**DiAg**）を精製することに成功し、その遺伝子を決めました。次いで、その物質がアレルギー反応を抑える機序について研究しました。

　私がここでアレルギー反応といっているのは、IgE抗体が関与するⅠ型アレルギー反応です。スギ花粉が体内に入ると**マクロファージ（MΦ）**という細胞がでてきて、スギ花粉を食べてしまいます。MΦはスギ花粉の情報をMHCクラスⅡという突起とTCRという突起を介して、またCD40という鍵と鍵穴を介して、それぞれTh-2とB細胞に伝えます。B細胞はその情報にもとづいて、スギ花粉に対するIgE抗体を産生します。

　MΦは食細胞とか抗原情報伝達細胞とか呼ばれています。B細胞は抗体産生細胞と呼ばれています。

　B細胞が産生したスギ花粉に対するIgE抗体は鼻の粘膜上にいる肥満細胞の表面に付着します。そのIgE抗体2個にスギ花粉が付着すると肥満細胞が破れヒスタミンやセロトニンが放出され、くしゃみや鼻水などのアレルギー反応が起きます。したがってスギ花粉症は、スギ花粉が飛び散る春先に起こるというわけです。

　ところが、寄生虫に感染していると寄生虫の分泌・排泄中のDiAgがCD40に吸着してしまいます。その結果、MΦとTh-2とB細胞の伝導路が一部ブロックされるのです。そうすると、スギ花粉がMΦに食べられてもその情報が完全にはB細胞に届かず、B細胞はスギ花粉に反応しない、不完全なIgE抗体を大量に産生します。この不完全なIgE抗体がすべての肥満細胞をおおってしまうのです。肥満細胞の表面についた不完全なIgE抗体は、スギ花

粉がやってきても吸着しません。その結果肥満細胞が破れることはなく、したがって花粉症が起こらないというわけです。

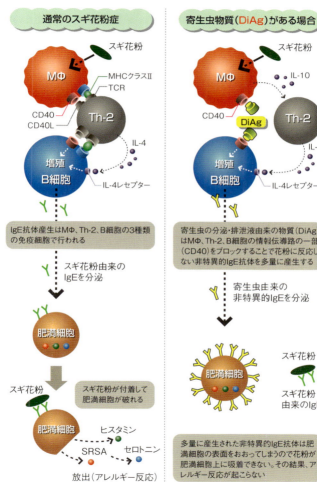

6-4 キレイ社会がアレルギー疾患を生んだ

　アレルギー反応を抑えていたのは、寄生虫だけではありませんでした。結核をはじめとする細菌感染もウイルス感染も、アレルギー反応を抑えていることがわかりました。日本人にアレルギー疾患が増えてきたのは、このような微生物とつき合わなくなってきた「キレイ社会」が原因だと、私は思っています。

　いま欧米では「衛生環境仮説」（Hygiene hypothesis）を支持する報告が増加しています。アレルギー疾患は先進国で最近急に増加しています。その原因は、乳幼児期の感染機会の減少だとする学説です。先進国では環境が清潔となり、微生物と接する機会が少なくなりました。また抗生物質の使用頻度が増加したため、乳幼児期の感染機会が著明に減少しました。それと反比例するように、アレルギー疾患が急増したことに注目した仮説です。

　この機序として乳幼児期の感染症の減少によりTh-1細胞の活性化が十分に起こらないため、生来もっていたTh-2優位の状態のまま免疫系が成長してしまう可能性が考えられていますが、私はむしろ自然免疫の関与を考えたほうが理解しやすいと思っています。つまり、さまざまな細菌、ウイルスなどの感染がToll様受容体（TLR）を介して自然免疫担当細胞を活性化し、あとに続く獲得免疫反応の方向性を決めます。しかし乳幼児期の感染症が減少すれば、自然免疫の発達を阻害することになります。その結果、獲得免疫反応が過度に活性化されたり、バランスをくずしたりするためではないかと思われます。

　私たちの調査でも、家の中で遊んでいる子どもが外で遊んでいる子どもより、第1子が第2子、3子より、お母さんがはたらいて

いない子どもが、それぞれアレルギー疾患にかかりやすいことが明らかになりました。微生物と接する機会の少ない子どもが、アレルギーになりやすいのです。

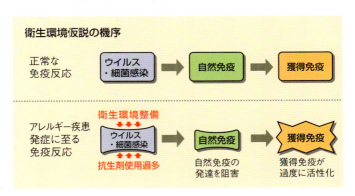

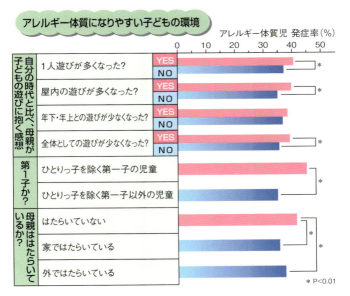

* P<0.01

6-5 アレルギーには4つのタイプがある

　いままで述べてきたアレルギー疾患は、花粉症やアトピー性皮膚炎、気管支ぜんそく、食物アレルギーなど代表的なものばかりですが、正確にいうとこれらの疾患はすべて**Ⅰ型アレルギー反応**に属する病気です。しかし、アレルギー反応はほかにも3つのタイプがあります。

　これらの反応のうち、Ⅰ、Ⅱ、Ⅲ型は抗体が関与するアレルギーで、Ⅳ型はT細胞が関与しています。私たちの知っているアレルギーはほとんどⅠ型です。Ⅰ型アレルギーは、症状がひどいときには**アナフィラキシーショック**という反応を引き起こし、死に至ることもあります。そのため、アナフィラキシー型アレルギーとも呼ばれています。

　また、別の分類として**即時型アレルギー**と**遅延型アレルギー**というものがあります。ⅠからⅢ型が即時型、Ⅳ型が遅延型です。抗体が関与するアレルギー反応は皮膚反応が20分くらいで極大に達しますが、T細胞が関係するアレルギーはだいたい1日ないし2日ぐらい経ってから反応が起こります。

　Ⅱ型のアレルギーはIgGやIgM抗体と補体が関与するもので、赤血球が障害されると溶血性貧血、顆粒球が障害されると顆粒球減少症、血小板が障害されると血小板減少性の紫斑病となります。この場合のIgGやIgM抗体は自己の細胞に対する抗体である場合が多く、あとに述べる「自己免疫疾患」の発症機序と重なります。

　Ⅲ型アレルギーはやはりIgG抗体と補体が関与する反応です。Ⅱ型と異なるのは、傷害の標的となる組織が可溶性の抗原とIgG抗体とが結合した複合体であることです。これが組織に吸着して

傷害を起こすのです。

　Ⅳ型アレルギーはT細胞が関与するものです。Th-1細胞がつくるサイトカインによって、マクロファージが活性化して組織を傷害するタイプのアレルギー反応です。

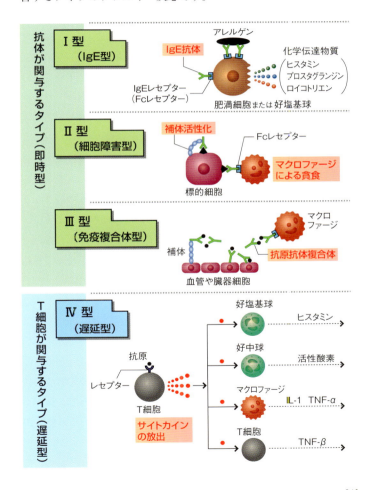

6-6 アレルギーを発症させる物質（アレルゲン）

　アレルギーを発症させる物質を**アレルゲン**と呼んでいます。アレルゲンには呼吸器から入る**吸入性のアレルゲン**と、食べものとして入る**食物性アレルゲン**とに分かれます。

　吸入性のものとしてはダニやカビ、ソバがら、スギなどの花粉、ネコやイヌの毛などがあります。食物性としては卵、牛乳、大豆などがあります。

　花粉症などのアレルギー性鼻炎は鼻粘膜が刺激されて起こるⅠ型アレルギー反応のことをいいます。症状としてくしゃみや鼻水、鼻づまりが多いのですが、子どもは鼻づまりが多いようです。鼻から入ったアレルゲンは鼻粘膜の肥満細胞に作用して、そこから化学伝達物質であるヒスタミンをだします。鼻づまりのほとんどは、こうした物質が鼻粘膜の毛細血管に作用して起こります。

　これに対して、くしゃみや鼻水は化学物質が直接作用しないで神経末端を刺激し、その刺激が脳に伝わり神経中枢を通って鼻粘膜の組織にはたらきかけて、引き起こされるものです。

　一般的に、アレルギー性鼻炎のアレルゲンは、子どものころはダニが原因のことが多く、成人になると花粉によるものが多いようです。

　花粉によるアレルギー性鼻炎が「花粉症」です。もっとも多いのがスギによる花粉症で、最近ではヒノキによるものも増加しています。スギ花粉の飛散のあとからはじまるものなので、長引く花粉症の場合はヒノキの花粉もアレルゲンになっている可能性があります。

　気管支ぜんそくを引き起こすアレルゲンとしてもっとも多いの

がチリダニです。小児の気管支ぜんそくの全体の95％がダニに対するIgE抗体をもっています。一般住宅を調べると、10種類程度のダニが見つかりますが、その大半はチリダニです。ぜんそくのアレルゲンとしては、ダニのほかカビ、ペットの毛やフケなどがあります。

アレルギーの分類

種類	型	アレルゲン	症状
呼吸器のアレルギー	I	ダニ、花粉、ハウスダスト、動物の毛、フケ、食物、薬物	ぜんそく、くしゃみ、鼻づまり
消化器のアレルギー	I	食物、薬物	唇、舌、咽頭の膨張、悪心、嘔吐、下痢、腹痛、かゆみ
皮膚のアレルギー	I	食物、薬物、花粉、ダニ、カビ類	じんましん、かゆみ、皮膚炎
	III	抗血清、薬物	
	IV	食物、薬物、花粉、ダニ、カビ類	接触性皮膚炎
アナフィラキシーショック	I	ウルシ、金属、化粧品、薬物	血圧低下、呼吸困難、ショック
	III	造影剤、血液製剤、ワクチン、花粉、抗血清	

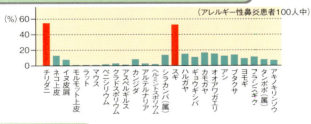

いろいろなアレルゲンに対する皮膚テストの陽性率

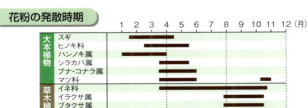

花粉の発散時期

6-7 気管支ぜんそくの成因

　私たちが呼吸をすると、空気は喉から気管に入ります。気管は奥まで達すると2本に枝分かれし、そこから先は「気管支」になり、そこでアレルギー反応が起こると**気管支ぜんそく**になります。

　ぜんそくには「アトピー性」と「非アトピー性」のものとがあります。特定のアレルゲンに対してIgE抗体がつくられアレルギー反応が起こり、結果としてぜんそく症状がでるのが「アトピー性」です。「非アトピー性」はアレルゲンが関与しないものです。つまり気管支の感染、たとえば気管支炎とか風邪が引き金になって起こるぜんそくです。

　成人は一般的に「非アトピー性」が多いのですが、小児ぜんそくはアトピー性が圧倒的に多いのが特徴です。

　アトピー性ぜんそくのアレルゲンでもっとも多いのが、チリダニといってホコリなどを餌にしているダニです。ハウスダストアレルギーの主成分はチリダニなのです。

　ぜんそくが起こるメカニズムは、花粉症の場合と同じです。アレルゲンが気管支に入り、IgE抗体とくっつくことで肥満細胞が刺激され、ヒスタミンなどの化学物質が放出されて、症状が起こります。

　アレルギー反応が起こるということは、肥満細胞や好塩基球などがヒスタミンなどの化学伝達物質を次々に放出しているということなのです。

　化学伝達物質は気管支を取り巻く平滑筋を収縮させ、痰のような粘性物質の分泌をうながします。その結果、気管支の内径は狭くなります。気管支は空気の通り道なので、当然通りが悪くなり、

満足に息ができなくなり、ぜんそくになるというわけです。

自律神経もぜんそくと関係します。交感神経は気管支の外側の筋肉を拡張させ、副交感神経は収縮させます。副交感神経が強くはたらけば、ぜんそくが悪化するのです。

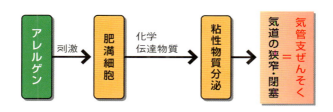

気管支ぜんそくの原因となる化学伝達物質のはたらき

作用する部位 作用	血管 拡張	血管 透過性	気道平滑筋 収縮	好中球 遊走	好酸球 遊走	血小板 活性
ヒスタミン	●	●	●	-	-	-
プロスタグランジン	●	●	●	-	-	-
PAF	●	-	-	-	-	-
ロイコトリエン	-	●	●	●	-	●
プロテアーゼ	-	-	●	-	-	-
プロテオグリカン	-	-	●	●	●	-
化学遊走因子	-	-	-	●	●	-

- 肥満細胞などの顆粒中にある物質で、アレルギーで重要なヒスタミンは血管を拡張させ、透過性を亢進し、気道の収縮を起こす
- プロスタグランジンは血管拡張、血管透過性亢進、気管支収縮を起こす
- 血小板活性化因子（PAF）は血管拡張にはたらく
- ロイトコリエンは好酸球や血小板を活性化し好中球を遊走させ、血管の透過性を亢進させ、気管支を収縮させる
- 化学遊走因子には好酸球遊走因子、好中球遊走因子がある

6-8 アトピー性皮膚炎は皮膚バリア機能の低下

　気管支ぜんそくは比較的古くから知られていましたが、**アトピー性皮膚炎**は新しく出現した病気です。20年くらい前から増加しはじめ、この10年間でさらに増加しています。小児では10ないし20人に1人がかかっており、成人の重症のアトピー性皮膚炎が急増しています。

　アトピー性皮膚炎は、ひと言でいうと**皮膚のバリア機能の低下**といえます。皮膚の表面は3層の膜でおおわれています。もっとも外側にあるのが「角質層」、その下が「表皮層」、それらをあわせて「表皮」といいます。もっとも内側にあるのが「真皮層」と呼ばれています。

　細菌などの微生物、ダニなどのアレルゲンが皮膚にやってくると、まず角質層がこれらを侵入させないようにバリアの役目を果たしています。その下の表皮層ではマクロファージが目を光らせていて、細菌類の侵入を監視しています。真皮層には神経や血管がきており、そこにアレルギー反応の主役を演じる肥満細胞が存在しています。

　表面の角質の細胞と細胞の間には**セラミド**と呼ばれる脂質があり、接着剤の役目を果たしています。細胞間にすき間があると水分がもれてしまい、角質層が乾いてしまうのです。

　アトピー性皮膚炎患者の皮膚は、細胞の接着剤役のセラミドが不足していて、カサカサに乾いています。この状態を**ドライスキン**といいます。この状態になると細菌などの微生物やダニなどのアレルゲンが容易に侵入してきて、アトピー性皮膚炎になるというわけです。しかし、アトピー性皮膚炎のアレルゲンの特定はむ

ずかしく、血液検査をすると複数のアレルゲンに陽性反応がでるのが特徴です。

皮膚の真皮に存在する肥満細胞がアレルギー反応によってヒスタミンやサイトカインを放出します。その結果、表皮に向かっている神経細胞が刺激されて激しいかゆみが起こるのです。

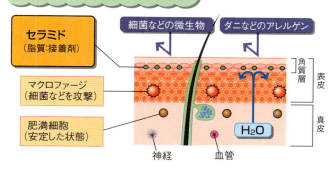

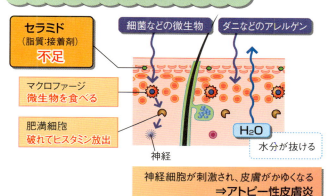

6-9 食物アレルギーが増加した理由

　経口的に摂取される食物は、消化管でアミノ酸や単糖などに分解されるため、ふつうなら免疫応答は起こらないはずです。しかし腸が未熟なうちに離乳食を与えられたり、食品の中に含まれている有害物質などで腸の粘膜が障害されると、たんぱく質がアミノ酸に分解される前の状態、すなわち**ペプチド**の段階で体内に吸収されるようになります。ペプチドは**抗原活性**がありますから、腸管上皮細胞やM細胞を通過するとTh-2細胞とB細胞が応答してIgE抗体が産生され、**食物アレルギー**が起こるというわけです。

　日本でもっとも多いのが鶏卵で、次いで牛乳、小麦・米などの穀類、大豆、ソバ、ピーナッツなどのナッツ類、魚介類、カニ、エビなどの甲殻類です。植物性の柑橘類、野菜、果物によるアレルギーもあります。

　アレルゲンが直接消化器に接触して消化器症状を起こす場合と、消化吸収後、血液やリンパ液によって全身に達し、いろいろな臓器に症状を現す場合とがあります。重症な場合は全身性アナフィラキシーショックが起こり、急激に抹消血管が拡張して循環不全や呼吸困難、血圧低下などで死亡することもあります。食物摂取後、多くは15分以内に出現します。

　この食物アレルギーは増加し続けていますが、**動物性脂肪**の摂取量が増えてきたことが原因の1つとされています。**オメガ3系脂肪酸**は炎症を抑えるのですが、獣肉中に存在する**オメガ6系脂肪酸**は炎症反応を起こしやすくするからです。

　オメガ3はエイコサペンタエン酸（EPA）やドコサヘキサエン酸（DHA）など青味の魚や野菜類に多く含まれています。オメ

ガ3は細胞膜を安定化し、肥満細胞の中に入ると化学伝達物質の構造が変化して炎症を起こす作用が弱まるのです。したがってオメガ6を少量に、オメガ3を多く摂るようにするとアレルギー反応は抑えられるというわけです。

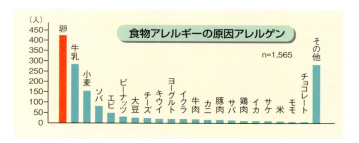

食物アレルギーの原因アレルゲン

気をつけたい油と摂取したい油

種類			含有率の高い油や食品
気をつけたい油脂	飽和脂肪酸		**パルチミン酸** パーム油、豚脂、牛脂、牛肩ロース脂身、豚ロース脂身、豚肩肉脂身、バター、マーガリンハード、ショートニング、綿実油、米ぬか油、落花生油、コーン油、大豆油、オリーブ油、ごま油、やし油、ミルクチョコレート ※アレルギーなどの病気にはよくない種類の油
	脂肪酸一価不飽和		**オレイン酸** オリーブ油など ※このグループの油はアレルギーなどの病気に対してよい作用も悪い作用もないが摂取しすぎると肥満になる
	脂肪酸多価不飽和	オメガ6系	**リノール酸** ベニバナ油、ひまわり油、綿実油、大豆油、コーン油、ごま油、ラッカセイ油、米ぬか油、菜種油、マーガリンソフト、クルミ、いりごま、ピスタチオ、ナッツ、落花生、アーモンド、練り豆腐 ※このほか、菓子類や加工食品の中にもリノール酸グループの油脂がひそんでいる
おすすめ油脂	脂肪酸多価不飽和	オメガ3系	**α-リノレン酸** しそ油、えごま油、亜麻仁油、海藻類 ※このほか、ホウレンソウ、春菊、小松菜、白菜、大根などの野菜にも少量だが含まれている
			DHA(ドコサヘキサエン酸) マダイ、マグロ、ブリ、サバ、ハマチ、ハモ、ウナギ、サンマ、サワラ、イワシ、サケ、アジなど
			EPA(エイコサペンタエン酸) マダイ、マグロ、ハマチ、イワシ、ブリ、サバ、ウナギ、サンマ、ハモ、サケ、サワラなど

※ 食品名はおおよそそれぞれの油脂が含まれている割合が高い順になっているが、魚については赤ちゃんの離乳期に使いやすいものなども掲載している

6-10 アレルギー反応を抑制する食品

　アレルギー体質を改善し、花粉症などのアレルギー症状を軽減させるためには、IgE抗体の産生を抑え、肥満細胞を安定化させる必要があります。そういった**アレルギー抑制作用**をもつ食物には、根菜や**ニンニク**、**シソ**などいろいろなものがありますが、根菜のなかでも**レンコン**がもっとも効果があります。

　レンコンは鼻水や鼻づまりなどにもすばやい効果を示します。漢方でもレンコンは止血作用や利尿作用のほか、タンニンを含んでいますので炎症を抑える作用ももっているとされます。

　香味野菜の代表である「シソ」も、アレルギーを改善する食品として知られています。シソはポリフェノールのなかのフラボノイドという色素成分（くわしくいうとルテオリン）をもっており、すぐれた抗酸化作用を発揮します。アレルゲンが私たちの体内に侵入すると白血球のはたらきが高まって、サイトカインの一種TNF（腫瘍壊死因子）が白血球から放出されます。そうするとIgE抗体が増強され、アレルギー反応が強くなります。シソの葉に含まれるルテオリンはTNFの過剰な産生を抑え、アレルギー反応を抑えるのです。また、シソは「ロスマリン酸」というポリフェノールを別にもっています。この物質もアレルギー反応を抑えます。

　ぜんそくの発作を抑える食品として**クレソン**が有名です。クレソンは好中球にはたらいて、炎症反応を抑えるのです。有効成分として、「イソチオシアン酸アリル」という物質が注目されています。これはニンニクやトウガラシに含まれる硫化アリルの仲間で、ワサビのツンとくる成分と同じです。

実際にクレソンを常食していると、1週間から10日くらいで、ぜんそくの発作が治まります。またぜんそくにかぎらず、風邪をこじらせたり、せきが長引いたり、たんがからんだりした場合もクレソンの常食で改善することが多いのです。

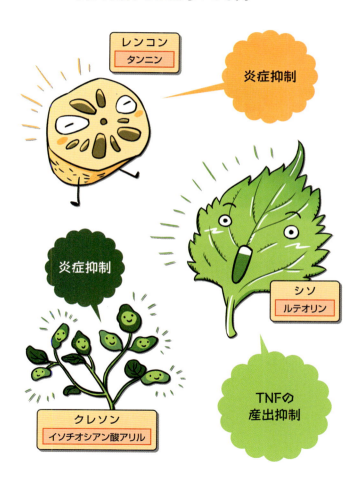

第6章のまとめ

アレルギー反応を抑える食品

1. **レンコン**
   （鼻水、鼻づまり、抗炎症・止血・利尿作用など）

2. **ニンニク**
   （血行促進、細胞の活性化など）

3. **シソ**（抗酸化作用など）

4. **クレソン**（抗炎症作用など）

第7章
自己免疫疾患と免疫

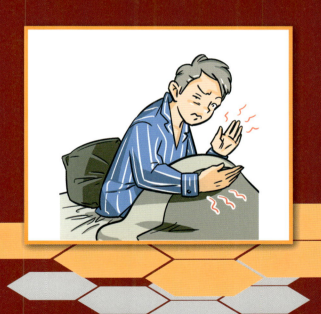

7-1 自分を見失った免疫系

「免疫は諸刃の剣」とよくいわれます。確かに、免疫系は実に巧妙に私たちの体を外界の侵入者から守ってくれます。しかし、免疫は私たちによいことばかりをしているのではありません。いままで述べてきたアレルギーもこれから述べる自己免疫も、私たちの体に障害を与えています。

自己免疫疾患というのは、本来外敵に向けられるべき攻撃が、自分自身に向かった状態のことをいいます。自己免疫疾患というのは自己組織を敵とみなすキラーT細胞やマクロファージが刺激されて、自己組織を攻撃する病気なのです。

自己免疫疾患は、原因となる自己抗原がどのように分布しているかによって、**全身性**と**臓器特異的**なものに分類されます。

全身性のものとしては、全身性エリテマトーデス、強皮症、皮膚筋症、慢性関節リウマチなどがあり、臓器特異的なものとして、橋本甲状腺炎、インスリン依存性糖尿病などがあります。

なぜ、本来外敵に向けられるべき攻撃が自分自身に向かうか、その原因にはさまざまなことが考えられています。

ウイルスや細菌の感染が、自己免疫疾患のきっかけとなる場合があります。リウマチ熱はレンサ双球菌の感染によって起こりますが、この細菌の細胞壁の成分が心筋成分とよく似ていることが原因のようです。

また、遺伝が関係する場合もあります。白血球の血液型（MHC-クラスⅡ）の1つ、DR遺伝子の型がDR3の人は、全身性エリテマトーデスにかかる率が高いことが知られています。また、DR3とDR4の両方をもつ人はインスリン依存性糖尿病にかかる確率

が高く、逆にDR2をもつ人はかかる率が低いということです。つまり、病因となる抗原が結合しやすいMHCかどうかが、自己免疫疾患の発症に強く関係しているということです。

自己免疫疾患のいろいろ

（出典：藤田紘一郎『寄生虫博士のおさらい生物学』2005年、講談社）

臓器特異的 ← ・橋本甲状腺炎 ・原発性粘液水腫 ・甲状腺中毒症 ・アジソン病 ・インスリン依存性糖尿病 ・グッドパスチャー症候群 ・重症筋無力症 ・交換性眼炎 ・自己免疫性溶血性貧血 ・潰瘍性大腸炎 ・慢性関節リウマチ ・皮膚筋炎 ・強皮症 ・全身性エリテマトーデス（SLE） → **全身性**

自己免疫が成立する要因

- **隔絶抗原の露出**
  眼水晶体が外傷などで免疫系に接触を受けるようになる

- **自己抗原の装飾**
  赤血球にメチルドーパなどの薬物が結合、それにT細胞が反応して既存の自己反応性B細胞を補助する

- **交差反応性抗原の侵入**
  溶連菌感染でそのMたんぱくに対してつくられた抗体が心筋と交差反応する

- **B細胞の異常活性化**
  遺伝的原因により、あるいは細菌リポ多糖体やEBウイルスにより、自己反応性のものを含めたB細胞の異常活性化が生じる

- **ヘルパー因子の異常産生**
  B細胞の分化を促進するIL-6などが異常に産生され、自己反応性B細胞を活性化する（心房内粘液腫）

- **イジオタイプネットワークの破綻**
  自己抗体のイジオタイプに対する抗イジオタイプ抗体の低下

（出典：矢田純一『医系免疫学』1989年、中外医学社）

自己免疫病とHLA（白血球の血液型）との相関

クラスII	DR2	・グッドパスチャー症候群 ・多発性硬化症 ・SLE
	DR3	・シェーグレン症候群 ・アジソン病 ・1型糖尿病 ・グレーブス病 ・重症筋無力症 ・SLE ・橋本病
	DR4	・天疱瘡 ・関節リウマチ ・1型糖尿病
	DR5	・橋本病
クラスI	HLA-A10	・天疱瘡
	HLA-B5	・ベーチェット病
	HLA-B8	・重症筋無力症 ・1型糖尿病 ・グレーブス病
	HLA-B27	・強直性脊椎炎 ・ライター病

（出典：中島 泉ほか『シンプル免疫学』2006年、南江堂）

7-2 自己免疫現象の成因

自己免疫現象が起こる成因としては、そのほかにもいろいろ考えられます。

まず、個体発生の過程で免疫系と接触がない組織の抗原（隔絶抗原）では免疫系による「自己」であることの学習がなされず、その組織がなんらかの形で傷害を受け、リンパ球の攻撃を受けると自己免疫現象が生じます。水晶体性ブドウ膜炎がその例です。

それから、前章で述べたように微生物抗原と組織抗原とが交差反応を示すと、その微生物の感染時にその組織に対する抗体が産生される可能性があります。溶連菌感染時のリウマチ性心炎や、マイコプラズマ感染時の溶血性貧血などの場合です。

遺伝的な理由あるいは感染などの外因でB細胞の活性化（polyclonal B cell activation）が生じると同時に、自己抗体を産生するB細胞も活性化される可能性がでてきます。

そのほかT細胞によるヘルパー因子（IL-6など）の過剰産生なども、自己免疫現象を発現させる一因となります。

自己免疫疾患の成立をアレルギー反応の1種として説明する学者もいます。

自己抗原とアレルゲンとの間には、分子の化学性状に一般的な差があるわけではなく、個体の構成成分（自己抗原）であるか、アレルゲンであるかという、生物学的な差でしかないという考え方です。一過性に排除される外来の抗原に対する応答と違って、自己の抗原に対する免疫応答は、抗原が排除されずに持続して存在するために遷延して複雑なものになります。さらに免疫系の攻撃の対象となる自己の細胞や分子の正常なはたらきが失われるた

めに、疾患はより重度なものになるというわけです。

　自己免疫疾患も標的とする免疫エフェクター活性はアレルギー疾患と同じで、原則としてⅠ型－Ⅳ型の傷害があると述べている学者もいます。

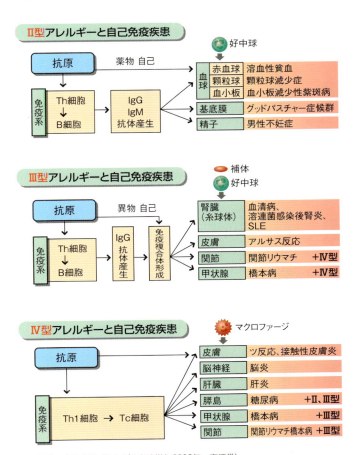

(出典：中島 泉ら『シンプル免疫学』2006年、南江堂)

7-3 やっかいな自己免疫疾患

自己免疫疾患には自己に向けられた抗体によって、**細胞自身が破壊されるもの**と、**細胞の機能を失わせるもの**とがあります。

細胞自身が破壊されるものに「溶血性貧血」があります。また、天疱瘡といわれる皮膚病は、細胞同士がくっつくデスモゾームという物質に対する抗体ができて皮膚がバラバラになる病気です。

細胞機能を失わせる例としては、インスリン抵抗性の糖尿病があります。インスリンが血糖値を下げるには、インスリンが細胞表面の受容体に結合することが必要ですが、その受容体に抗体ができると、受容体にインスリンが結合できなくなります。その結果、血糖値が上がり糖尿病になります。この場合には、インスリンを注射しても治らないので、インスリン抵抗性の糖尿病と呼ばれています。

検査で肝機能の異常を指摘されたのに、B型やC型などのウイルスには感染していない、理由がわからないまま月日が経ち、やがて肝炎の症状が悪化する——こんな状態を経験した人が時々見られます。自己免疫疾患による慢性の肝炎の場合です。この病気はウイルス性の肝炎と症状がよく似ています。しかし自己免疫性肝炎を放っておくと、肝硬変になるのが早いのです。国内の患者は7000人前後とされ、100万人単位のウイルス性肝炎患者の場合に比べてはるかに少ないのです。このためあまり知られていないし、診断もむずかしいので手遅れになるケースが多いようです。

中年以降の女性に多い原発性胆汁性肝硬変も、自己免疫疾患の1つです。

潰瘍性大腸炎も最近、若い世代に増えてきている自己免疫疾患の1つです。本来自分を守ってくれているはずの白血球の一種、顆粒球の異常が関係しており、顆粒球を血液から除去する新治療法が成果を上げています。

クローン病という自己免疫疾患も若者の間で急増しています。

自己免疫疾患の種類

自己免疫の標的となる組織		疾病の名称	標的となるおもな自己抗原	おもな傷害の型
血液	赤血球	自己免疫性溶血性貧血	Rh抗原	II
		寒冷凝集素症	I抗原	II
		発作性寒冷血色素尿症	P抗原	II
	血小板	自己免疫性血小板減少性紫斑病	インテグリン	II
内分泌	甲状腺	橋本病	チログロブリン	III、IV
		グレーブス病	ホルモンレセプター	V
	副腎皮質	アジソン病	ステロイド産生細胞	V、IV
	膵島	1型糖尿病	β細胞(インスリン産生)	II
生殖	精巣	男性不妊症	精子	II
	卵巣	原発性無月経	卵巣	II
腎臓・肺消化器	糸球体・微小血管	グッドパスチャー症候群	基底膜	II
	胃	悪性貧血	胃壁細胞、内因子	II
	胆管	原発性胆汁性肝硬変	ミトコンドリア	IV?
脳神経・運動器	脳	実験的アレルギー性脳脊髄炎	ミエリン塩基性たんぱく	IV
		多発性硬化症?	同上?	IV?
	神経筋接合部	重症筋無力症	アセチルコリンレセプター	V
	骨格筋	多発性筋炎	ミオシン／ミオグロビン	IV?
	脊椎	強直性脊椎炎	HLA-B27	II、IV
眼	水晶体	水晶体誘発性ぶどう膜炎	クリスタリン	II、IV
	ぶどう膜	交感性眼炎	不詳	IV?
心臓		リウマチ熱	心筋細胞	II
皮膚		天疱瘡	上皮(カドヘリン)	II
		アトピー性皮膚炎	自己たんぱく	I
		慢性じんましん	IgEレセプター	II
総合組織(全身性)		全身性エリテマトーデス	核、細胞質	III
		強皮症?	核、核小体	III、IV?
		シェーグレン症候群	唾液腺、核	III、IV?
		関節リウマチ	IgG、滑膜	III、IV

(出典:中島 泉う『シンプル免疫学』2006年、南江堂)

7-4 全身性エリテマトーデス（SLE）

　臓器特異的な自己免疫病と全身性自己免疫病とがあることを、前に説明しました。全身性のものは細胞の核や細胞質にあるさまざまな自己抗原に対して自己抗体がつくられ、傷害が広範囲におよぶ一群の疾患をいいます。その代表が**SLE**なのです。

　SLEは核抗原とそれに対する抗体とによる免疫複合体が、血管炎・関節炎・腎炎などを併発する全身性自己免疫病と考えられています。男女比1：10と女性に多く、20ないし40歳代の妊娠可能な年代に好発します。有病率は人口10万人あたり6.6〜8.5人と比較的少ないのが特徴です。

　SLEはその名のごとく全身性で、あらゆる臓器に傷害を示します。発熱や倦怠感などの全身症状と皮膚・粘膜症状、関節症状、臓器症状、血液症状からなりますが、かならずしも一度に出現するわけではありません。

　38℃以上の発熱が80％以上に出現し、関節炎はもっとも多く認められています。鼻根部を中心に両頬に蝶の形に広がる蝶形紅斑が特徴で、手のひらや足の裏に紅斑がでることもあります。

　なにに対しても自己抗体ができているので、頭髪に対する自己抗体のため脱毛が起こり、口腔内潰瘍などの皮膚粘膜症状もでてきます。腎障害は半数以上にあり、そのほか精神症状やけいれん、脳血管障害、末梢神経炎などの神経症状を呈します。心膜炎や間質性肺炎、消化器症状など多様な臨床症状がでてきます。

　自己抗体がいろいろな型で出現します。抗核抗体や抗DNA抗体、クームス抗体のほか、リウマトイド因子、抗リンパ球抗体、抗血小板抗体などです。

この病気は、よくなったり悪くなったりを繰り返し、慢性の経過をとります。最近治療法の改善のため、5年生存率は80〜95％となりましたが、最終的には腎不全や中枢神経障害、感染症などで死亡します。

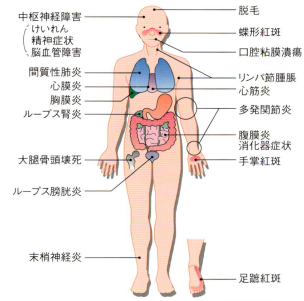

全身性エリテマトーデス（SLE）の症状

7-5 関節リウマチ

　自己免疫疾患のなかでもっとも多い疾患で、有病率は0.3〜1.5％です。日本の患者数は50から70万人で、30〜40歳に発症し、この病気も1：3〜5の割合で女性が多いのが特徴です。

　自己抗体によって活性化されたリンパ球が関節を包む滑膜組織に浸潤し、炎症性のサイトカインを産生し、マクロファージや好中球を呼び寄せます。活性化したマクロファージがまたTNF-αやIL-1、IL-6、IL-8など種々のサイトカインを放出して、血管や滑膜が増殖します。一方、活性化したT細胞から放出されたサイトカインは滑膜細胞を活性化して、軟骨や骨を破壊する因子が放出されます。

　関節リウマチの発症機序は上述のようになります。結果として、関節は壊れて変形し、機能が障害されるようになります。このとき「リウマトイド因子」と呼ばれるIgGに対する抗体が血中に検出されるようになります。

　症状は起床時の手指のこわばりではじまります。次第に関節の腫れや痛みが左右対称に全身に出現し、持続します。進行すると骨が破壊され、変形や運動制御をきたすのです。肘や後頭部の皮下に結節が見られることがあり、「リウマトイド結節」と呼ばれています。

　進行すると、血管の炎症によって全身性の病変が起こってきます。皮膚の潰瘍や心膜炎、胸膜炎、間質性肺炎、末梢神経炎や消化管潰瘍などの内臓病変が起こってくるのです。病変が全身性に進展した状態を**悪性関節リウマチ**と呼びます。

　10％くらいの人が完全に軽快するとされていますが、大半はよ

かったり、悪かったりを繰り返し、進行します。

診断は、米国リウマチ学会の診断基準に準じ、対称性の多発関節炎、とくに手の関節所見を重視し、6週間以上持続していれば関節リウマチである可能性は高いとされています。

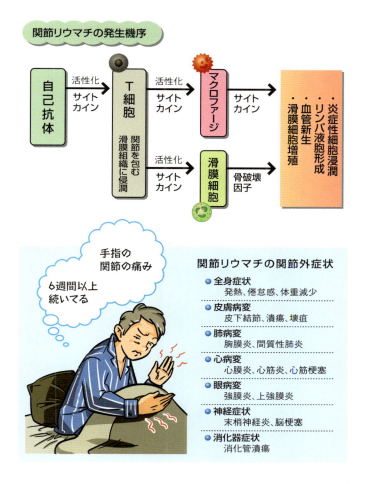

第7章のまとめ

自己免疫疾患の要素

1. 遺伝（白血球の型など）

2. 体内での誤認識
   （隔絶抗原が外敵と
   見なされる）

3. 微生物抗原の感染
   （組織抗原と交差反応を
   示すと抗体が産生される）

4. ヘルパー因子（IL-6 など）
   の過剰産生
   （T 細胞が誤った
   はたらきをする）

第8章
自然免疫の成立と進化

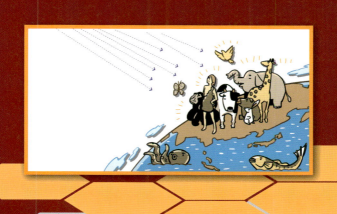

8-1 生体防御機構から見た自然免疫

　生物はこの地球上に約38億年前から存在しています。私たち人類も約500万年前に地球上に出現しました。その間に恐ろしい微生物たちの襲来をいくどとなく受けながら、今日まで生き延びてきたのです。

　細菌やウイルスなどの病原微生物の侵入に際して、私たちはあらかじめそなわった**自然免疫**と、感染早期に出現する**早期誘導免疫**、そしてリンパ球のクローン増殖によって獲得される**獲得免疫**で、この侵入者を撃退してきました。

　自然免疫とはあらかじめそなわっていて迅速にはたらく防御機構で、それ自身は持続する免疫につながらないものと定義されています。自然免疫をになう細胞性因子の代表として、好中球やマクロファージなどの食細胞が挙げられます。これらの細胞は、補体などの液性因子の助けを借りて異物を認識し、数時間以内に貪食・排除を行います。

　早期誘導免疫とは、ナチュラルキラー（NK）細胞、$\gamma\delta$型T細胞、キラーT細胞やCD5陽性B細胞が活躍する免疫です。感染の早期に反応してサイトカインや抗体を産生し、キラーT細胞として感染細胞を攻撃します。自然免疫と獲得免疫との橋渡し的な役割をにないます。

　このように自然免疫、早期誘導免疫、獲得免疫という3段階の免疫機構で病原微生物を排除しているのは人間などあごのある脊椎動物だけですが、非自己と自己とを区別して非自己を排除し自己を守るという機能を免疫というならば、かなり下等な動物にも免疫は存在するということになります。環形動物や棘皮動物でも

特異的免疫学的記憶が残されていると考えられます。なぜならば彼ら下等な動物にでも、移植拒絶反応が観察されているからです。

自然免疫は、下等動物から綿々縮々と受け継いできた基本的な生体防御機構です。拙劣ではありますが、自己を守るために大変重要なはたらきをしているのです。

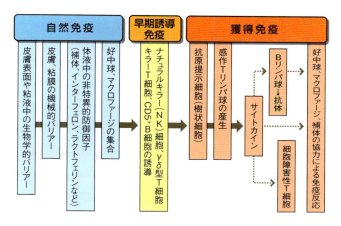

免疫系の系統発生

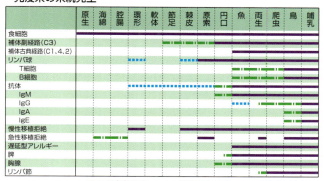

（出典：中島 泉ら『シンプル免疫学』2006年、南江堂）

8-2 自然免疫の中心的役割を演じるNK細胞

　自然免疫は人類が進化の過程で生得したもので、生まれながらにして各人にそなわっているシステムです。生まれながらにしてとはいうものの、一生涯同じ強さで保たれているものでもありません。自然免疫力は小児のときには弱く、成長とともに強化されていきますが、高齢になると低下していきます。これが子どもや高齢者が病気にかかりやすい原因になっているのです。

　この自然免疫システムは、私たちの体を守る最初の防衛ラインともいえるものです。このシステムをになうのは前述したとおり、補体と白血球で、白血球の60％を占める好中球が細菌感染に対する防御を担当しています。

　Th-1免疫システムのなかで早期に活性化されて「がん細胞」を攻撃する免疫細胞がNK細胞です。NK細胞はがん組織ばかりでなく、ウイルスや細菌の感染症において早期に防御するのに重要な役割をになっており、「早期誘導免疫」の主役を演じています。

　活性化されたNK細胞はIFN（インターフェロン）-αを生産し、Th-1細胞がはたらく前の防御をになうと同時に、ほかのサイトカインと共同してTh-1細胞の活性化を誘導しています。

　前にも述べたように、T細胞やB細胞など獲得免疫にはたらくリンパ球は基本的に強くできており、数的にも質的にも変えることはできません。エイジングの影響も受けません。しかし、NK細胞は精神的ストレス、食べものなどの影響を非常に受けやすいのです。つまり「心のもち方」がすぐにもNK細胞活性に反映されるということです。

　自然免疫を正常に高めるためには、規則正しい生活をすること

が大切です。なぜならば、NK細胞活性には「日内リズム」があるからです。NK細胞活性は朝の9時前後と夕方5時前後に高く、夜の9時ごろになると大変低くなります。

自然免疫のシステム

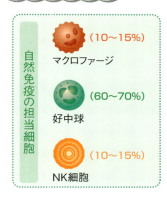

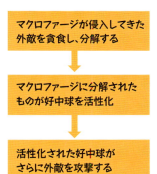

NK細胞と風邪

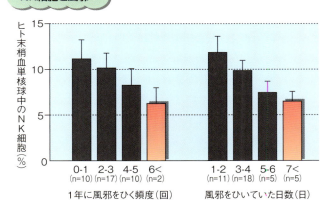

8-3 生命の誕生に関与した放射線と紫外線

　地球が生まれたのは、いまから約46億年前のことと考えられています。そのころまだ熱かった地球が徐々に冷え、海ができました。

　また、当時の地球には宇宙線など**放射線**が強い環境下にありました。したがって生物は、そのころの地球ではまったく生きられませんでした。地球上に大気が現れオゾン層が形成されはじめるようになると、放射線量がいくぶん弱められ、やっと生物が地球上に誕生したのです。それでも放射線量がまだ強く、最初に地球上に生物が誕生したのは約38億年前、深い海の底でした。

　生命が浅い海に移動してくることができたのは、地球に磁場が形成され、宇宙線の侵入を防ぐことができるようになった27億年前のころです。そして生物が陸上に進出してきたのは、**紫外線**を防ぐオゾン層が形成された約20億年前、そして多細胞生物が出現したのは約10億年前でした。このように、生命の誕生と進化には宇宙線や紫外線が深く関与していたのです。

　このとき陸上に発生した細菌や酵母といった原始生命体には、放射線に強い耐性がそなわっていました。やはり5億年前地球上に出現した最初の植物「緑藻植物」は、紫外線に耐性のある強い**抗酸化力**をもっていたのです。

　いま自然免疫力を高めるものとして、腸内細菌や酵母、菌類、カビ類などの細胞壁に含まれている**β-グルカン**が知られています。これはすべて放射線に対しても強い抵抗性をもっています。植物に含まれる**フィトケミカル**は強い抗酸化力を発揮して、結果的には自然免疫力を高めています。

そのほか自然免疫力を高めるものとして、プロポリスやクロレラなどが知られています。いずれも強力な「抗酸化力」を有し、しかも放射線に強い耐性をもっているのです。

私たち人類は、この地球上に数十万年にわたって生きてきました。その間、これらの原始生物と絶えずつき合って、自然免疫力を高めてきたのです。

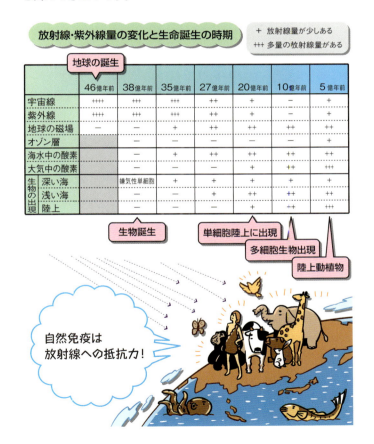

8-4 腸内細菌が放射能傷害を防ぐ

　放射線被ばくの人体への被害を防ぐ薬を、米国バイオテクノロジー企業のA.グドコフ教授らが開発しました。教授は、腸内細菌からつくられるたんぱく質に放射線障害を防御する作用があることを確かめ、腸内細菌のたんぱく質をもとにして薬を開発しました。

　実験ではサルに致死量の放射線を当て、薬を投与した群の生存率を調べました。その結果、薬を投与されなかった群のサルは70％が死亡したのに対し、薬の注射を受けたサルは全頭生き残り、放射性障害の度合も少なかったということです。

　広島での原爆後遺症の調査のなかで、「みそを食べていたので後遺症が軽くてすんだ」という報告がありました。1986年のチェルノブイリ原発事故の際には、ヨーロッパへみその輸出が急増しました。

　広島大学の伊藤明弘前教授らは、みそが放射線障害を防ぐことをマウスを使った実験で証明しました。みその放射線障害防御作用は、みその熟成期間が長くなるにつれて大きくなっていました。つまり、発酵菌が多いほど効果が大きくなったということです。さらに伊藤教授らは、コーカサス地方のヨーグルトにも放射線防御作用があることを証明しました。つまり、腸内細菌や発酵菌が放射線防御作用をもっているということなのです。

　東京理科大の研究チームはビールに、放医研の研究チームは酵母や牛乳に含まれるラクトフェリンに、それぞれ放射線防御効果のあることを証明しています。さらにブラジルのサンパウロ大学のA.オカザキ教授は、プロポリスに強力な放射線防御効果がある

ことを確かめています。

　腸内細菌や発酵菌、酵母、ラクトフェリンやプロポリスに放射線防御効果があるということは、これらの効果がなにか自然免疫と関係しているということが考えられるのです。

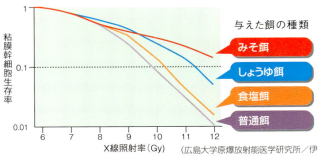

(広島大学原爆放射能医学研究所／伊藤明弘教授による実験結果、1995年)

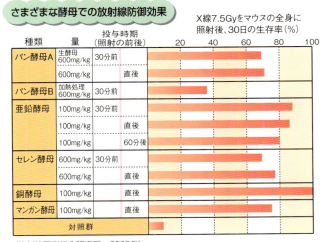

(放射線医学総合研究所、2006年)

8-5 「もらい泣き効果」を抑える抗酸化力

　みなさんは「**もらい泣き効果**」、英語でいうと**バイスタンダー効果**（傍観者効果）という言葉を知っていますか？　放射線が当たってない細胞が、あたかも照射されたかのような反応を示す現象をいいます。

　1個の細胞を放射能で狙い撃ちをするマイクロビームを使った実験をすると、約100万個の密集した細胞集団のたった1個の細胞にヒットしただけでも、隣り合っている細胞に次々とDNAの損傷や染色体異常が起こり、アポトーシス（細胞の自殺）が起こっていることが明らかになりました。放射線を受けた細胞から多量の活性酸素がでて、隣り合っている細胞が次々と障害を受ける、いわゆる「もらい泣き効果」がでてくるのです。

　このことで私が思いだすのは、1999年9月に起きた茨城県東海村での臨界事故です。『朽ちていった命──被曝治療83日間の記録』NHK「東海村臨界事故」取材班・編、新潮社）を読むと被害者の細胞が中性子線被曝を受けて、次々と細胞が死滅していく様子が刻明に記されています。被害者の染色体顕微鏡写真を見ると、腸骨の骨髄細胞の染色体がバラバラに砕けているのが見えます。

　皮膚細胞は毎日分裂活動しています。放射線を受けると「もらい泣き効果」によって皮膚がまったく再生できなくなり、全身の皮膚や粘膜が次から次へとあっという間に溶けていってしまうのです。放射能を受けるとまず皮膚や粘膜が溶けてしまうのは、このためです。

　リンパ球も障害を受けて免疫反応がまったく起きなくなるのです。それを抑えるのが「**抗酸化力**」です。

放射能に対する防御と免疫との間に、深い関係があることがわかると思います。

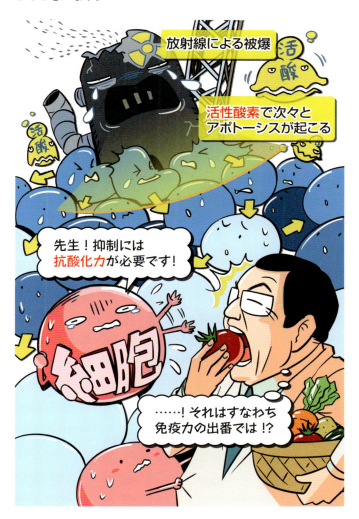

8-6 放射線ホルミシス効果と免疫

　生物に対して通常は有害な作用を示す物理的・化学的なストレスが、微量であれば逆に有益な作用を示すような生理機能刺激作用を**ホルミシス効果**といいます。重金属や高温・低温刺激などが知られていますが、放射線にもホルミシス効果があります。

　福島第一原子力発電所の事故で、日本では「放射線は少しでも危険だ」と思っている人が多いと思いますが、とんでもない誤解なのです。むしろ周りに放射能がないのは死の世界で、放射能のエネルギーの恩恵を得て、私たち生命体は生きているのです。

　ゾウリムシを厚い鉛の箱に入れて自然放射線を遮断しますと、生育が悪くなります。しかし、鉛の箱の中に自然界の放射性物質の1つであるトリウムを入れて微量の放射線をださせ、自然の放射線を浴びている状態を再現すると、もとどおりよく生息するようになります。

　私たちの人体の中に、すでに相当量の「カリウム40」や「炭素14」などの自然の放射性物質が含まれています。体重の実に0.2％がカリウムです。そのうちの0.0117％が放射性のカリウム40ですから、体重60キロの人の体には14ミリグラムのカリウム40があることになります。そのカリウム40のうち、毎秒3600個の原子が放射線をだしているのです。

　私たちの生体機能は、ミトコンドリアの機能を高めてエネルギーを得ることで維持されています。このためには電磁波などの放射線エネルギーが必要なのです。日光浴をして元気になるのはこの理由です。秋田の玉川温泉や鳥取の三朝温泉、新潟の村杉温泉などのラジウム泉が長い間日本人の病気をいやしてきた謎は、温

めることと微量の放射線によるミトコンドリア呼吸の活性化だったのです。

　ミトコンドリアの機能が上昇すると、当然免疫力が高まってくるのです。

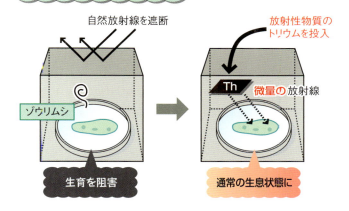

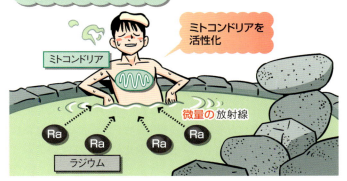

8-7 酵母のβ-グルカンが自然免疫力を高める

　私たち現代人の自然免疫力が年々低下傾向にあります。前にも述べたように、私たちがよかれと思ってつくってきた「キレイ社会」が、細菌類、カビ類、酵母類など自然免疫力を高めるものとの接触を拒んできたからです。さらに私たちが求めてきた「文明社会」が、活性酸素を多量に生じるようになったからです。

　酵母や細菌、カビなどの細胞壁に存在する**β-グルカン**が自然免疫力を高める物質であることがわかってきました。米国バイオセラ社は、**パン酵母**から取りだした**グルコポリサッカロイド（GPS）**が自然免疫を強力に高めることを確かめました。

　パン酵母から取りだしたGPSは、経口的に摂取されると胃を通過して小腸のパイエル板から吸収されます。そしてM細胞を介して血中に移行し、マクロファージに配送されます。マクロファージはGPSを病原体と認識してそれを貪食し、GPS粒子を数日間にわたって小さな分子に消化し、その断片を種々の免疫器官、たとえば骨髄や脾臓、胸腺など免疫システムにかかわる部位に運びます。

　一方、マクロファージにより放出したGPSの断片は、好中球の表面にも吸着します。好中球表面の吸着サイトはCR3と呼ばれるレセプターです。このレセプターにGPSの断片が吸着すると、好中球は活性化され、その結果補体への攻撃力が強化されるのです。

　好中球が活性化している状態のときに病原体に侵入してくると、補体が病原体に付着し、その補体をめがけて、ただちに活性化好中球が攻撃して、病原体を消化・殺菌するようになるというわけです。

事実、GPSを飲ませたマウスは大量のインフルエンザウイルス感染に対しても対照群に比べ、強力な感染防御効果を示しました。米国ではヒトでの臨床試験が実施され、すぐれたインフルエンザ防御効果が証明されています。

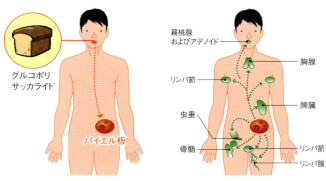

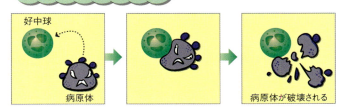

8-8 世界的に注目されたGPSの抗がん作用

　最新の『*Nature*』誌の表紙に、米国バイオセラ社が開発したパン酵母から抽出した**GPS**（グルコポリサッカロイド）が紹介されました。GPSの注射用の溶液製剤がモノクローナル抗体との併用で画期的ながん抑制効果を示すことが、米国での広範囲の臨床実験で明らかにされたからです。

　もちろん、GPSとモノクローナル抗体での併用でがんの増殖が抑えられることは、マウスの実験でも明らかにされていました。リンパ肉腫細胞を移植したマウスにがんに対するモノクローナル抗体を週2回注射し、GPSを経口摂取させました。GPSを28日間摂取させた場合は70日目で90％のマウスが生きていました。

　しかし、無治療やモノクローナル抗体のみの治療では、70日目の生存率はたったの10％にすぎませんでした。

　比較のためキノコから得られた各種の β-グルカンを経口摂取するという併用試験もなされました。もっともよかったのはシイタケ由来のものでしたが、パン酵母由来のGPSの効果より低く、生存率は40％であり、マイタケ由来のものでは30％にすぎませんでした。

　パン酵母由来のGPSによって、マクロファージを介して好中球が活性化されます。この活性化好中球ががんに結合したモノクローナル抗体と補体との結合物を攻撃し、がん細胞を死滅させていたことが考えられます。

　現在、パン酵母由来GPSの注射用医療品サンプルの開発が成功し、大腸がんや乳がん、頭頸部腫瘍、肺がんなどを対象とした臨床実験が実施され、期待どおりの結果を得ています。

パン酵母由来のGPSはがんを抑制するほか、ストレスによる肉体的、精神的なダメージを少なくしていることもわかりました。

花粉症をはじめとするいろいろなアレルギー疾患に対する摂取効果も得られているのです。

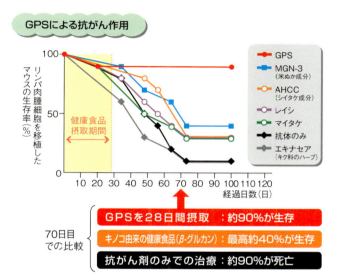

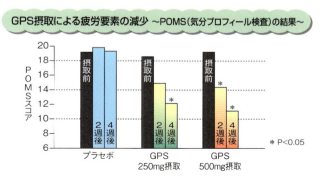

8-9 腸での免疫力を高める抗酸化食品

　私たちがつくってきた文明社会で困ったことの1つが、**活性酸素**を多量に生む社会にしてしまったことです。私たちは便利で快適な生活を目指してきたわけですが、それが「活性酸素」を多量に生むことになったのです。「ICカード」はとても便利です。JRも地下鉄も買い物もカード1枚でできます。しかし「ICカード」で改札口を通ると電磁波がでてきて、私たちの体には「活性酸素」が発生します。抗菌物質にふれても活性酸素がでてきます。保存剤などの食品添加物が多く含まれている食品を摂取しても、活性酸素がでてきます。この活性酸素が私たちの細胞に作用すると、細胞を変成させてがんにさせたり、老化を導いたりします。活性酸素が引き起こす病気として、200種類以上が知られています。脳梗塞や心筋梗塞をはじめ、糖尿病や高血圧、がんのほかアルツハイマーや認知症まで、数多くが知られています。文明社会に生きる私たちは、活性酸素を消す**抗酸化力のある食品**を積極的に摂る必要があります。

　抗酸化力のある食品は、すべて植物性の食品です。植物の中に含まれている化合物（フィトケミカル）に強力な抗酸化作用があるからです。植物色素や香り、辛み、苦みのなかに、強力な抗酸化作用があるのです。具体的には植物の色素やアクの成分で、葉や花、茎、樹皮などに含まれている**ポリフェノール**、緑黄色や海藻などに含まれている色素成分の**カロチノイド**、ネギ類の香りの成分、大根やからし菜など辛みの成分である**イオウ化合物**、ハーブ類や柑橘類の香りや苦みの成分である**テルペン類**、キノコ類に含まれる不消化多糖類の**β-グルカン**などです。活性酸素は免疫

系の細胞も障害します。抗酸化力のある食品を摂ると、免疫力が高まるのです。自然免疫力を高める方法の1つは、抗酸化力のある食品を摂ることです。

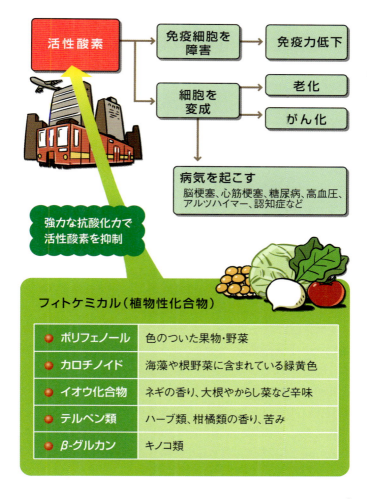

8-10 フィトケミカルで老化を食い止める

　フレンチパラドックスという言葉があります。動物性脂肪を多く摂るフランス人に、なぜ動脈硬化性の疾患が少ないのでしょうか？　研究によって、フランス人が毎日飲む赤ワインの**ポリフェノール**に効能があることが明らかにされました。

　「フィト」はギリシャ語で植物、「ケミカル」は化学物質の意味です。**フィトケミカル**は、野菜たちが紫外線から身を守るために、みずからの中につくりだしたもので、活性酸素を無害化するはたらきがあります。過剰な活性酸素は細胞をサビさせ、肌のバリア機能を低下させたり、血管壁をボロボロにしたりすることで、老化だけでなく生活習慣病の引き金になるともいわれています。活性酸素を防ぐ生き方が、「長生き」の秘訣になるわけです。

　いま注目されているのは、アンチエイジングのため**抗酸化力**のある食品を摂ることです。しかし、どの食品にどれだけの抗酸化力があるのか、なかなかわかりません。そこで米国では、農務省や国立老化研究所の研究者らが「食品中に含まれる抗酸化物質(カテキン、フラボノイド、ビタミンEなど)の能力」を分析する方法を開発しました。それが「**オラック（ORAC：活性酸素吸収能力**)」なのです。米国ではすでにオラック値を示した食品が、数多く販売されています。

　1980年代に米国では「Five A Day」運動が開始されました。「1日5皿以上の色のついた野菜・果物を摂りましょう」という国民運動です。この結果、米国人の野菜消費量は年々増加しました。一方、日本人の野菜消費量は年々減少し、1995年に米国人の消費量と逆転しました。米国は世界に先がけて、ほとんどすべての

がんの発生率が低下してきたのです。日本ではほぼすべての種類のがんの発生率が増加しています。

健康と若さを保つためには、食品の抗酸化力を考えることが必要なのです。

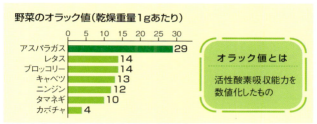

(J.Agric Food Chem,52,4046-4037、2004年)

色のついた野菜・果物の抗酸化作用

	成分	おもな効果	多く含まれる食品
赤	リコピン	がん予防、動脈硬化予防、紫外線対策、アレルギー対策	トマト、すいか、金時にんじん、柿
	カプサンチン	がん予防、動脈硬化予防、善玉コレステロールの増加	パプリカ、とうがらし、赤ピーマン
橙	プロビタミンA	がん予防、抗酸化作用、コレステロール調整	かぼちゃ、にんじん、みかん、ほうれんそう
	ゼアキサンチン	加齢による視力低下予防、がん予防	パパイア、マンゴー、ブロッコリー、ほうれんそう
黄	フラボノイド	抗酸化作用、高血圧予防、血管壁強化	たまねぎ、ほうれんそう、イチョウ葉、パセリ、レモン、柑橘類
	ルテイン	加齢による視力低下予防、がん予防、動脈硬化予防、肺機能の向上	とうもろこし、ブロッコリー、マリーゴールド、かぼちゃ
緑	クロロフィル	がん予防、抗酸化作用、コレステロール調整、消臭・殺菌作用	大麦若葉、ほうれんそう、モロヘイヤ、ブロッコリー
紫	アントシアニン	加齢による視力低下予防、高血圧予防、肝機能の保護	ブルーベリー、なす、紫いも、赤しそ、紫キャベツ
黒	クロロゲン酸	がん予防、血圧調整、血糖調整、ダイエット効果	ごぼう、ヤーコン、じゃがいも、バナナ、なす、ナシ
	カテキン	がん予防、コレステロール調整、ダイエット効果	緑茶、柿、ワイン
白	イソチオシアネート	がん予防、抗酸化作用、ピロリ菌対策、コレステロール調整、血液さらさら効果	キャベツ、大根、ワサビ、ブロッコリー、菜の花などアブラナ科の野菜
	硫化アリル	がん予防、抗菌効果、抗酸化作用、高血圧予防、血液さらさら効果	ねぎ、たまねぎ、にんにく、にら

(参考:中村丁次(監)『病気にならない魔法の7色野菜』2008年、法研)

8-11 強力な抗酸化物質を含むプロポリス

　清潔で、快適で、便利な生活環境を手に入れた現代人は、自然の中でいろいろな生物と共生しなくなってしまいました。そのため自然免疫力が低下し、免疫のバランスをくずしたり、西洋医学の一般的な治療では治りにくい病気が増えてきました。がんをはじめアトピー性皮膚炎やぜんそく、花粉症などのアレルギー疾患、うつ病などの心の病気です。こういった病気にならないようにするには、私たちはどうすればよいのでしょうか？　動物、植物そして細菌などの微生物、これらすべて命あるものを尊重し、共生していく生活環境をつくることだと思うのです。

　先に述べたような免疫力を低下させて起こる病気には、自然の中でつくられ、いろいろな成分が微妙なバランスをもってはたらくような物質を用いることが、もっとも大切です。ではどうすればよいかと考えていたとき、私が出会ったのが**プロポリス**です。

　ミツバチがつくる自然の物質であるプロポリスは、人間が文明を築きはじめた古代より、人間の健康を守る貴重な物質として使われてきました。プロポリスは自然の微妙なバランスの中で生まれた物質です。したがってプロポリスを使うと、そうした自然を体内に摂り入れることになり、人の体のさまざまなシステムや作用が、バランスよくはたらくようになるわけです。

　プロポリスの効果でもっともきわだっているのが、**抗酸化作用**です。プロポリスの中には20ないし30種類のフラボノイドが含まれています。フラボノイドは植物などに含まれている黄色系色素成分の総称で、フラボノールやフラバノン、アントシアニン、カルコンなど約4000種もあるとされています。そして、プロポ

リスに含まれているフラボノドは、ほかの植物由来のフラボノイドと比べて非常に強い抗酸化作用をもっていることがわかったのです。

プロポリス中のフラボノイドに含まれる成分

フラボノイド	フラボン類	クリシン、アピゲニン
	フラボノール類	ガランギン、ガランギンメチルエーテル、ケンフェロール、ケンフェロールメチルエーテル、ケルセチン、ケルセチンメチルエーテル、ラムネチン
	フラバノン類	ピノセンブリン、ピノストロビン、ナリンゲニン、アルピネチン、サクラネチン、イソサクラネチン、ジヒドロプロパノイルオキシフラバノン、ジヒドロメトキシフラバノン、ジヒドロキシアセチルフラバノン
	フラバノール類	ピノバンクシン、ピノバンクシン（メチルエーテル、アセテート、ブタノエート、プロパノエート、ペンタノエート）
	カルニン類	ジヒドロキシジメトキシ、ジヒドロ・トリヒドロキシメトキシ、トリヒドロキシジヒドロ、ナリンゲニン、イソサクラネチン、アルピネチン、ピノストロビン、ピノセンブリン ／カルコン

プロポリスの作用

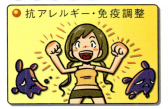

● 抗アレルギー・免疫調整

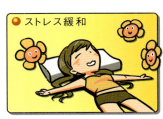

● ストレス緩和

- ● 抗菌・殺菌・抗ウイルス
- ● 鎮痛
- ● 抗炎症
- ● 細胞活性・再生
- ● 造血
- ● 血管強化・血流改善
- ● 抗腫瘍・抗がん
- ● 抗がん剤の副作用軽減
- ● モルヒネ耐性
- ● 活性酸素除去
- ● 抗疲労

8-12 代替医療としての「アピセラピー」

アピセラピーとは、プロポリスやハチミツ、ローヤルゼリーなどを用いて病気を予防したり、健康を増進させる代替療法のことです。「アピ」とはミツバチのこと、「セラピー」は療法の意味です。プロポリスをはじめ、ミツバチの生産物をうまく活用してきたヨーロッパなどの諸外国では、いまでもミツバチの生産物の研究がさかんに行われ、2年に一度の割合で国際養蜂会議が開かれています。

日本では1985年名古屋で第30回の国際会議が開かれました。参加者は53カ国から約2,200人が集まり、プロポリスの効用や医学的な臨床例などが報告されました。

この名古屋会議で、研究発表の中心になったのは、プロポリス先進国である東欧諸国の研究者でした。たとえばブルガリアの医師は、プロポリスを含んだ蜜ロウが関節痛に顕著な効果をもたらすことを、臨床試験によって確認したという報告をしました。ハンガリーの医師は、プロポリスが抗細菌や抗炎症、毛細血管抵抗性の増強効果のあることを報告しました。さらにポーランドの医師は、プロポリスがやけどに効果のあることを報告しました。

この名古屋会議がきっかけとなって、日本でもプロポリスが注目され、国内での研究者も増え、プロポリスのいろいろな成分のはたらきやその効果が明らかにされました。そのあとは、プロポリスが健康食品の代表格としてブームまで引き起こしたことは、ご存じのとおりです。

プロポリスの効能については、いろいろ知られています。細菌やカビ、ウイルスなどの増殖を阻害する「抗菌・殺菌・抗ウイル

ス作用」があります。痛みを鎮める「鎮痛作用」のほか、炎症を鎮める「抗炎症作用」や、「抗アレルギー・免疫調整作用」も有しています。細胞の新陳代謝を高める「細胞活性・再生作用」もあります。脊髄での造血能力を高めているので「造血作用」があり、血管や血流の改善を図る「血管強化・血流改善作用」も知られています。

プロポリスの作用 〜放射線による染色体損傷を低減〜

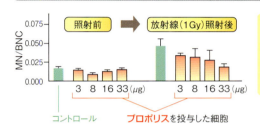

縦軸は放射線によって損傷を受けた染色体の総数。プロポリスを投与した細胞では、損傷の低減が見られる

プロポリスの作用 〜疲労を回復〜

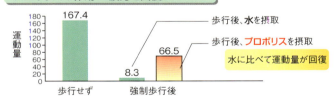

水に比べて運動量が回復

プロポリスの作用 〜ビタミン欠乏を補う〜

ビタミン欠乏食にプロポリスを加えると死亡マウスが減少

	飼育日数(日)	0	5	10	15	20	25	27	30
マウスの死亡率	通常マウス	0	0	0	0	0	0	0	0
	ビタミン欠乏食	0	0	0	0	0	4.8%	33.3%	66.7%
	ビタミン欠乏食＋1/27希釈プロポリス	0	0	0	0	0	10%	10%	10%
	ビタミン欠乏食＋1/81希釈プロポリス	0	0	0	0	0	0	0	0

8-13 プロポリスの広範囲のがん抑制作用

　最近、**プロポリス**の**抗がん作用**についての研究がさかんです。その結果、プロポリスには抗がん作用をもたらすいろいろな物質が含まれていることがわかりました。「カフェイン酸フェネルエステル」「ケルセチン」「クレロダン系ジテルペン」「アルテピリンC」です。このうち、前3種はプロポリスの成分のなかでも種類が多いフラボノイドに含まれているもので、いずれも活性酸素を消去させる作用やがん細胞の増殖を抑制する作用などが実験で確認されています。

　最後に記したアルテピリンCは、1995年ブラジル産のプロポリスから発見された物質で、活性酸素消去作用やがん細胞のDNA合成を阻害する作用が、動物実験で確認されています。

　プロポリスのフラボノイドと抗がん作用の研究で、日本で最初に注目されたのは松野哲也博士（現・コロンビア大学 がん研究センター教授）が1991年第50回日本癌学会で発表した「プロポリスとがん予防」に関する報告でした。最近では、東北薬科大学癌研究所の石川正明教授が2003年の第62回日本癌学会で発表した「プロポリスがヒトのがん細胞に働きかけるアポトーシス（細胞の自殺）」の研究があります。

　また、石川教授はマウスを使った実験でもマウスの肉腫に対してプロポリスは殺細胞作用のあることを確認しています。加えて既存の抗がん剤では一般に効果が期待しにくいといわれている固形腫瘍（胃がん、肝臓がん、子宮がん、乳がん、前立腺がん、肺がん、脳腫瘍、膀胱がん）に対しても、がん細胞を死滅させる効果があることを証明しています。

さらにプロポリスによる抗がん作用は、アポトーシスの誘導のほかに「テロメラーゼ活性の抑制」「免疫系の増強」「抗酸化作用」などもかかわっていることを、石川教授は実験で確かめたのです。

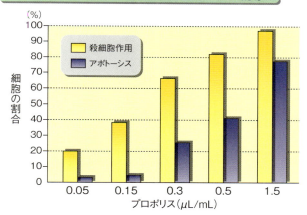

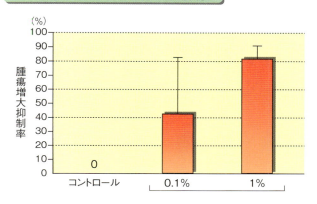

第8章のまとめ

自然免疫力を高める効果のあるもの

1. **パン酵母：GPS**
   （グルコポリサッカライド）

---

2. **フィトケミカル**
   （植物性化合物）
   - 緑黄色野菜・根菜類
   - 果物類
   - 海藻
   - ハーブ類
   - キノコ類……など

---

3. **プロポリス**

あとがき

　京都大学特別教授の本庶佑先生のノーベル賞受賞の件については「はじめに」で述べました。本庶先生や同じくノーベル賞を受賞された利根川進先生も免疫の機序について長年研究をされていました。他にも免疫学の分野で、日本は世界的に著名な研究者を多数輩出しています。

　故・石坂公成博士はIgE抗体というアレルギー発症のカギとなる抗体を発見しました。岸本忠三、元大阪大総長はインターロイキン6という物質を発見し、これを抑える「アクテムラ」という薬は関節リウマチの国内外の患者に多く使われています。

　大阪大特任教授の坂口志文博士は免疫のブレーキ役「制御性T細胞」を発見し、この細胞に多くの病気を治す可能性があることで注目されています。

　このように日本では免疫学が多くの学者で先端的な研究がなされていますが、免疫力の70％を担う腸内細菌の研究では大きく世界に遅れをとっています。アメリカでは2007年から総費用１億５千万ドル以上と５年間の歳月をかけ、国立衛生研究所が「ヒト・マイクロバイオーム・プロジェクト」を実行しました。腸内細菌の一つ一つのDNA配列の全般にわたる解読を目指したのです。

　マイクロバイオームとは「細菌叢」のことで微生物、特に腸内細菌の生態系を意味します。

　腸内細菌はこれまで、糞便を採取して培養できる菌のみで説明されてきました。しかし、培養では微生物の多くを増殖させることができず、同定できたのはわずかな菌に限られていました。腸内細菌の多くは嫌気性であり、酸素のない環境で活動しています。このため研究室で培

地に移しても成長できるものが少ないのです。ほんの数年前までは、その限られた細菌群だけで腸内細菌叢全般が語られていました。

　ところが、近年の遺伝子研究とコンピューターの発達により、すべての細菌群が有している「16SリポゾームRNA遺伝子」の塩基配列から、菌を同定できるようになりました。加えて最近全体の遺伝子を解析できる「メタゲノム解析」により、腸内細菌叢の遺伝子の組成を調べることも可能になったのです。

　人の複雑な機能を担っているのは腸内細菌だという知見が最近増加しています。欧州の研究グループが発表したところによると、腸内細菌叢の遺伝子数は330万個でヒトの遺伝子数と比較すると、約150倍にも及ぶそうです。

　世界中のすべての人間のDNAは99.9％同じだといわれています。腸内細菌に個性があって、その遺伝子数が人よりも膨大なものであれば、私たちの運命や健康、行動なども腸内細菌というちっぽけな生物に操られていると考えても良いのではないでしょうか。

　腸内細菌は免疫力の70％を握っているばかりではなく、私たちの運命や健康や行動までも左右しているものと思われます。本書を読んでくださった読者が免疫学にもっと興味を持ってくださり、腸内細菌についてさらに、研究を進めていただければ日本の免疫学はこれまで以上に進展するものと期待されます。

《 参 考 文 献 》

『自然の恵みで免疫力アップ——ドクター周東とカイチュウ博士が教えるプロポリスの最新情報』	藤田紘一郎・周 東寛 (現代書林、2011年)
『こころの免疫学』	藤田紘一郎 (新潮社、2011年)
『The new germ theory』	L.Buchen (News Feature 492-495、2010年)
『世界は分けてもわからない』	福岡伸一 (講談社、2010年)
『ポテチを異常に食べる人たち』	幕内秀夫 (WAVE出版、2010年)
『免疫と腸内細菌』	上野川修一 (平凡社、2003年)
『寄生虫博士のおさらい生物学』	藤田紘一郎 (講談社、2007年)
『Normal gut microbiota modulates brain development and behavior』	R.D.Heijtzほか (PNAS、2011年)
『乳酸菌革命』	金 鋒 (評言社、2009年)
『腸内細菌とビタミン』	木村修一 (クリニッシャン 947-950、1990年)
『うつは食べ物が原因だった』	溝口 徹 (青春出版社、2010年)
『腸内細菌と脳腸相関』	須藤信行 (福岡医誌 298-304、2009年)
『こころとからだの免疫学』	藤田紘一郎 (心身健康科学概論 88-105、2008年)
『内なる治癒力——こころと免疫をめぐる新しい医学』	スティーヴン・ロック、ダグラス・コリガン(著)／田中 彰ほか(訳) (創元社、1990年)
『心と体の対話』	神庭重信 (文藝春秋、1999年)
『大病をしない免疫体質をつくる本——淡色野菜からの重大発見』	山崎正利 (青春出版社、2000年)
『からだとアレルギーのしくみ』	上野川修一 (日本実業出版社、1998年)
『アレルギーの9割は腸で治る!』	藤田紘一郎 (大和書房、2011年)
『シンプル免疫学』	中島 泉・吉開泰信・吉開泰信 (南江堂、1997年)
『医系免疫学』	矢田純一 (中外医学社、1989年)
『アレルギーのふしぎ』	永倉俊和 (SBクリエイティブ、2010年)
『日本人の清潔がアブナイ』	藤田紘一郎 (小学館、2003年)

索　引

英数字

ACTH	96
B細胞	4, 8
CLT	4
CRH	96
D$_I$A$_G$	139, 140
GPS	182, 184
IgA抗体	14, 18
IgE抗体	14, 148
IgG抗体	14, 18
IgM抗体	14
IL-6	160
MΦ	140
M細胞	28
NK細胞	4, 8, 102, 172
ORAC	188
SLE	164
S-アリルシステイン	126
T$_H$-1	4, 116
T$_H$-2	4
TNF	122
T細胞	4, 8, 10, 12
β-グルカン	16, 128, 174, 182, 186

あ

悪玉菌	32, 62
アトピー性皮膚炎	150
アナフィラキシーショック	144
アピセラピー	192
アレルギー	136
アレルギー性疾患	138
アレルギー抑制作用	154
アレルゲン	146
アンドロゲン	96
イオウ化合物	186
イニシエーター	120
イメージトレーニング	110
インターフェロン	4, 10

うつ病	82
うまみ調味料	56
エストロゲン	96
オプジーボ	130
オラック	188
オリゴ糖	44

か

回腸	24
化学伝達物質	94
獲得免疫	170
獲得免疫系	10, 12
活性化自己リンパ球移入療法	130
活性酸素	20, 54, 104
活性酸素吸収能力	188
カテキン	124
カテコラミン	76
顆粒球	4, 8
カロチノイド	186
関節リウマチ	166
がん細胞	116
がん免疫療法	130
気管支ぜんそく	148
寄生虫	138
機能性胃腸症	88
キノコ	128
局所免疫	28
キラー T細胞	4
キラー T細胞療法	130
グルココルチコイド	96
グルコポリサッカロイド	182, 184
クレソン	154
交感神経	20
抗原産生	14
抗原情報伝達細胞	14
抗酸化作用	128
抗酸化力	178
恒常性	92
甲状腺ホルモン	96
抗体	10, 14
好中球	8
腔腸動物	84

心	108	小腸	24
コルチコステロン	80	食細胞	14
コルチゾール	96	食物アレルギー	152
		食物繊維	44
		自律神経	6, 20

さ

サイトカイン	12, 98	神経系	84
細胞	14	神経伝達物質	78
細胞傷害性T細胞	4	シンバイオティクス	42
細胞性免疫	12	ストレス	78
サイモントン療法	132	制御性T細胞	8
ジアリルスルフィド	126	セラミド	150
紫外線	174	セロトニン	70, 78
自己免疫疾患	2, 158	全身性エリテマトーデス	164
自殺	82	善玉菌	32, 62
視床下部	100	早期誘導免疫	118, 170
自然免疫	16, 170	即時型アレルギー	144
自然免疫系	10	ソルビン酸	40
シナプス	94		
樹状細胞療法	130		

た

腫瘍壊死因子	122	多糖類	44, 50
消化管	24	遅延型アレルギー	144

203

腸	18
腸上皮間リンパ球	29
腸内細菌	6, 19
腸内フローラ	26
テルペン類	186
デンジャーセオリー	60
ドーパミン	70
土壌菌	48
ドライスキン	150
トリハロメタン	54

な

ナチュラルキラー細胞	4, 8, 102
ニューロン	84
ニンニク	126
脳下垂体	100
ノルアドレナリン	102

は

パイエル板	18, 28
バイスタンダー効果	178
発がん物質	116
発がん促進物質	116
白血球	4, 8
発酵食品	46
パン酵母	182
ビタミンB	74
ビタミンC	74
ビフィズス菌	26, 32, 34, 42
日和見菌	62
フィトケミカル	174, 188
フェニルアラニン	72
副交感神経	20, 104
副腎系	100
副腎皮質ホルモン放出ホルモン	96
副腎皮質刺激ホルモン	96
フラボノイド	154
プレバイオティクス	42
フローラ健康法	30
プロバイオティクス	6, 42
プロポリス	17, 190, 194
ペプチド	152

ヘルパーT細胞	4, 8, 12
ヘルパー因子	160
便移植	38
傍観者効果	178
放射線	174
補体	10
ホメオスタシス	92
ポリフェノール	186
ホルミシス効果	180
ホルモン	96

ま

マクロファージ	4, 8, 140
免疫系	92
免疫賦活療法	130
免疫療法	130
免疫力	2
免疫力賦活作用	128
免疫抑制作用	106

ら

リウマトイド因子	166
リサイクル菌	34
リゾチーム	10, 28
緑茶	124
リンパ球	4, 8
ロスマリン酸	154

サイエンス・アイ新書 発刊のことば

「科学の世紀」の羅針盤

　20世紀に生まれた広域ネットワークとコンピュータサイエンスによって、科学技術は目を見張るほど発展し、高度情報化社会が訪れました。いまや科学は私たちの暮らしに身近なものとなり、それなくしては成り立たないほど強い影響力を持っているといえるでしょう。

　『サイエンス・アイ新書』は、この「科学の世紀」と呼ぶにふさわしい21世紀の羅針盤を目指して創刊しました。情報通信と科学分野における革新的な発明や発見を誰にでも理解できるように、基本の原理や仕組みのところから図解を交えてわかりやすく解説します。科学技術に関心のある高校生や大学生、社会人にとって、サイエンス・アイ新書は科学的な視点で物事をとらえる機会になるだけでなく、論理的な思考法を学ぶ機会にもなることでしょう。もちろん、宇宙の歴史から生物の遺伝子の働きまで、複雑な自然科学の謎も単純な法則で明快に理解できるようになります。

　一般教養を高めることはもちろん、科学の世界へ飛び立つためのガイドとしてサイエンス・アイ新書シリーズを役立てていただければ、それに勝る喜びはありません。21世紀を賢く生きるための科学の力をサイエンス・アイ新書で培っていただけると信じています。

2006年10月

※サイエンス・アイ（Science i）は、21世紀の科学を支える情報（Information）、知識（Intelligence）、革新（Innovation）を表現する「 i 」からネーミングされています。

SB Creative

サイエンス・アイ新書
SIS-422

https://sciencei.sbcr.jp/

免疫力をアップする科学 新装版
腸内細菌で病気知らず！ いますぐできる科学的健康法

2011年11月25日	初版第1刷発行
2015年10月10日	初版第4刷発行
2018年11月25日	新装版第1刷発行
2020年 7月26日	新装版第2刷発行

著 者　藤田紘一郎（ふじたこういちろう）
発 行 者　小川 淳
発 行 所　SBクリエイティブ株式会社
　　　　　〒106-0032　東京都港区六本木2-4-5
　　　　　営業：03(5549)1201

装丁　株式会社ブックウォール
組版　株式会社エストール
印刷・製本　株式会社シナノ パブリッシング プレス

乱丁・落丁本が万が一ございましたら、小社営業部まで着払いにてご送付ください。送料小社負担にてお取り替えいたします。本書の内容の一部あるいは全部を無断で複写(コピー)することは、かたくお断りいたします。本書の内容に関するご質問等は、小社科学書籍編集部まで必ず書面にてご連絡いただきますようお願い申し上げます。

© 藤田紘一郎　2011,2018 Printed in Japan　ISBN 978-4-8156-0086-0

SB Creative

サイエンス・アイ新書　シリーズラインナップ

科学

No.	タイトル	著者
388	アインシュタイン―大人の科学伝記	新堂 進
387	正しい筋肉学	岡田 隆
385	逆境を突破する技術	児玉光雄
384	大人もおどろく「夏休み子ども科学電話相談」	NHKラジオセンター「夏休み子ども科学電話相談」制作班
383	「食べられる」科学実験セレクション	尾嶋好美
382	料理の科学	齋藤勝裕
380	航空自衛隊「装備」のすべて	赤塚 聡
379	人工知能解体新書	神崎洋治
378	戦術の本質	木元寛明
368	知っておきたい化学物質の常識84	左巻健男・一色健司ほか
367	海上自衛隊「装備」のすべて	毒島刀也
363	絵でわかる人工知能	三宅陽一郎・森川幸人

科学/人体

No.	タイトル	著者
372	正しいマラソン	金 哲彦、山本正彦、河合美香、山下佐知子
358	日本刀の科学	臺丸谷政志
357	教養として知っておくべき20の科学理論	細川博昭
355	知っていると安心できる成分表示の知識	左巻健男・池田圭一
354	ミサイルの科学	かのよしのり
351	本当に好きな音を手に入れるためのオーディオの科学と実践	中村和宏
349	毒の科学	齋藤勝裕
342	勉強の技術	児玉光雄
341	マンガでわかる金融と投資の基礎知識	田渕直也
335	親子でハマる科学マジック86	渡辺儀輝
333	暮らしを支える「熱」の科学	梶川 武信
330	拳銃の科学	かのよしのり
329	図説・戦う城の科学	萩原さちこ
310	重火器の科学	かのよしのり
309	地球・生命―138億年の進化	谷合 稔
295	温泉の科学	佐々木信行
283	カラー図解でわかる細胞のしくみ	中西貴之
280	M16ライフル M4カービンの秘密	毒島刀也
276	楽器の科学	柳田益造/編
270	狙撃の科学	かのよしのり
252	知っておきたい電力の疑問100	齋藤勝裕
244	現代科学の大発明・大発見50	大宮信光

サイエンス・アイ新書　シリーズラインナップ

243	知っておきたい自然エネルギーの基礎知識	細川博昭
239	陸上自衛隊「装備」のすべて	毒島刀也
232	銃の科学	かのよしのり
222	X線が拓く科学の世界	平山令明
217	BASIC800クイズで学ぶ！　理系英文	佐藤洋一
212	花火のふしぎ	冴木一馬
206	知っておきたい放射能の基礎知識	齋藤勝裕
204	せんいの科学	山崎義一・佐藤哲也
203	次元とはなにか	新海裕美子／ハインツ・ホライス／矢沢 潔
202	上達の技術	児玉光雄
189	BASIC800で書ける！　理系英文	佐藤洋一
175	知っておきたいエネルギーの基礎知識	齋藤勝裕
165	アインシュタインと猿	竹内 薫・原田章夫
153	マンガでわかる菌のふしぎ	中西貴之
149	知っておきたい有害物質の疑問100	齋藤勝裕
146	理科力をきたえるQ&A	佐藤勝昭
135	地衣類のふしぎ	柏谷博之
132	不可思議現象の科学	久我羅内
106	科学ニュースがみるみるわかる最新キーワード800	細川博昭
081	科学理論ハンドブック50＜宇宙・地球・生物編＞	大宮信光
080	科学理論ハンドブック50＜物理・化学編＞	大宮信光
073	家族で楽しむおもしろ科学実験	サイエンスプラス／尾嶋好美
066	知っておきたい単位の知識200	伊藤幸夫・寒川陽美
053	天才の発想力	新戸雅章
037	繊維のふしぎと面白科学	山崎義一
036	始まりの科学	矢沢サイエンスオフィス/編著
033	プリンに醤油でウニになる	都甲 潔
013	理工系の"ひらめき"を鍛える	児玉光雄

数学

375	予測の技術	内山 力
366	90分で理解できる微分積分の考え方	宮本次郎
346	おもしろいほどよくわかる高校数学 関数編	宮本次郎
343	算数でわかる数学	芳沢光雄
328	図解・速算の技術	涌井良幸
320	おりがみで楽しむ幾何図形	芳賀和夫
317	大人のやりなおし中学数学	益子雅文

No.	タイトル	著者
294	図解・ベイズ統計「超」入門	涌井貞美
263	楽しく学ぶ数学の基礎-図形分野-＜下：体力増強編＞	星田直彦
262	楽しく学ぶ数学の基礎-図形分野-＜上：基礎体力編＞	星田直彦
230	マンガでわかる統計学	大上丈彦/著、メダカカレッジ/監修
219	マンガでわかる幾何	岡部恒治・本丸 諒
195	マンガでわかる複雑ネットワーク	右田正夫・今野紀雄
109	マンガでわかる統計入門	今野紀雄
108	マンガでわかる確率入門	野口哲典
067	数字のウソを見抜く	野口哲典
065	うそつきは得をするのか	生天目 章
061	楽しく学ぶ数学の基礎	星田直彦
055	計算力を強化する鶴亀トレーニング	鹿持 渉/著、メダカカレッジ/監修
049	人に教えたくなる数学	根上生也
047	マンガでわかる微分積分	石山たいら・大上丈彦/著、メダカカレッジ/監修
014	数学的センスを身につける練習帳	野口哲典
002	知ってトクする確率の知識	野口哲典

物理

No.	タイトル	著者
344	大人が知っておきたい物理の常識	左巻健男・浮田 裕
316	カラー図解でわかる力学「超」入門	小峯龍男
299	カラー図解でわかる高校物理超入門	北村俊樹
292	質量とヒッグス粒子	広瀬立成
274	理工系のための原子力の疑問62	関本 博
269	ヒッグス粒子とはなにか	ハインツ・ホライス／矢沢 潔
241	ビックリするほど原子力と放射線がわかる本	江尻宏泰
214	対称性とはなにか	広瀬立成
209	カラー図解でわかる科学的アプローチ＆バットの極意	大槻義彦
201	日常の疑問を物理で解き明かす	原 康夫・右近修治
174	マンガでわかる相対性理論	新堂 進/著、二間瀬敏史/監修
147	ビックリするほど素粒子がわかる本	江尻宏泰
113	おもしろ実験と科学史で知る物理のキホン	渡辺儀輝
112	カラー図解でわかる 科学的ゴルフの極意	大槻義彦
102	原子(アトム)への不思議な旅	三田誠広
077	電気と磁気のふしぎな世界	TDKテクマグ編集部
076	カラー図解でわかる光と色のしくみ	福江 純・粟野諭美・田島由起子
051	大人のやりなおし中学物理	左巻健男
020	サイエンス夜話 不思議な科学の世界を語り明かす	竹内 薫・原田章夫

サイエンス・アイ新書　シリーズラインナップ

	No.	タイトル	著者
物理/人体	278	武術の科学	吉福康郎
物理/人体	226	格闘技の科学	吉福康郎
人体	339	マンガでわかるストレス対処法	野口哲典
	296	マンガでわかる若返りの科学	藤田紘一郎
	286	マンガでわかるホルモンの働き	野口哲典
	271	マンガでわかるメンタルトレーニング	児玉光雄
	228	科学でわかる男と女になるしくみ	麻生一枝
	213	マンガでわかる神経伝達物質の働き	野口哲典
	158	身体に必要なミネラルの基礎知識	野口哲典
	157	科学でわかる男と女の心と脳	麻生一枝
	151	DNA誕生の謎に迫る！	武村政春
	120	あと5kgがやせられないヒトのダイエットの疑問50	岡田正彦
	100	マンガでわかる記憶力の鍛え方	児玉光雄
	098	マンガでわかる香りとフェロモンの疑問50	外崎肇一・越中矢住子
	089	眠りと夢のメカニズム	堀 忠雄
	082	図解でわかる からだの仕組みと働きの謎	竹内修二
	071	自転車でやせるワケ	松本 整
	059	その食べ方が死を招く	healthクリック/編
	058	みんなが知りたい男と女のカラダの秘密	野口哲典
	057	タテジマ飼育のネコはヨコジマが見えない	高木雅行
	054	スポーツ科学から見たトップアスリートの強さの秘密	児玉光雄
	029	行動はどこまで遺伝するか	山元大輔
化学	348	知られざる鉄の科学	齋藤勝裕
	331	本当はおもしろい化学反応	齋藤勝裕
	308	図解・化学「超」入門	左巻健男・寺田光宏・山田洋一
	306	マンガでわかる無機化学	齋藤勝裕/著、保田正和/イラスト
	300	カラー図解でわかる高校化学超入門	齋藤勝裕
	234	周期表に強くなる！	齋藤勝裕
	229	マンガでわかる元素118	齋藤勝裕
	193	知っておきたい有機化合物の働き	齋藤勝裕
	185	基礎から学ぶ化学熱力学	齋藤勝裕
	136	マンガでわかる有機化学	齋藤勝裕
	107	レアメタルのふしぎ	齋藤勝裕
	092	毒と薬のひみつ	齋藤勝裕
	074	図解でわかるプラスチック	澤田和弘

069	金属のふしぎ	齋藤勝裕
056	地球にやさしい石けん・洗剤ものしり事典	大矢 勝
052	大人のやりなおし中学化学	左巻健男

植物

359	身近にある毒植物たち	森 昭彦
352	植物学「超」入門	田中 修
281	コケのふしぎ	樋口正信
248	タネのふしぎ	田中 修
245	毒草・薬草事典	船山信次
242	自然が見える！ 樹木観察フィールドノート	姉崎一馬
215	うまい雑草、ヤバイ野草	森 昭彦
179	キノコの魅力と不思議	小宮山勝司
163	身近な野の花のふしぎ	森 昭彦
133	花のふしぎ100	田中 修
114	身近な雑草のふしぎ	森 昭彦
062	葉っぱのふしぎ	田中 修

植物 動物

196	大人のやりなおし中学生物	左巻健男・左巻恵美子

動物

377	知っているようで知らない鳥の話	細川博昭
338	カラー図解でわかる高校生物超入門	芦田嘉之
311	イモムシのふしぎ	森 昭彦
301	超美麗イラスト図解 世界の深海魚 最驚50	北村雄一
284	生き物びっくり実験！ミジンコが教えてくれること	花里孝幸
275	あなたが知らない動物のふしぎ50	中川哲男
266	外来生物 最悪50	今泉忠明
250	身近な昆虫のふしぎ	海野和男
235	ぞわぞわした生きものたち	金子隆一
208	海に暮らす無脊椎動物のふしぎ	中野理枝/著、広瀬裕一/監修
190	釣りはこんなにサイエンス	高木道郎
166	ミツバチは本当に消えたか？	越中矢住子
164	身近な鳥のふしぎ	細川博昭
159	ガラパゴスのふしぎ	NPO法人日本ガラパゴスの会
152	大量絶滅がもたらす進化	金子隆一
141	みんなが知りたいペンギンの秘密	細川博昭
138	生態系のふしぎ	児玉浩憲
127	海に生きるものたちの掟	窪寺恒己/編著

サイエンス・アイ新書　シリーズラインナップ

生物	124	寄生虫のひみつ	藤田紘一郎
	123	害虫の科学的退治	宮本拓海
	122	海の生き物のふしぎ	原田雅章/著、松浦啓一/監修
	121	子供に教えたいムシの探し方・観察のし方	海野和男
	101	発光生物のふしぎ	近江谷克裕
	088	ありえない!?　生物進化論	北村雄一
	085	鳥の脳力を探る	細川博昭
	084	両生類・爬虫類のふしぎ	星野一三雄
	083	猛毒動物 最恐50	今泉忠明
	072	17年と13年だけ大発生？　素数ゼミの秘密に迫る！	吉村 仁
	068	フライドチキンの恐竜学	盛口 満
	064	身近なムシのびっくり新常識100	森 昭彦
	050	おもしろすぎる動物記	實吉達郎
	038	みんなが知りたい動物園の疑問50	加藤由子
	032	深海生物の謎	北村雄一
	028	みんなが知りたい水族館の疑問50	中村 元
	027	生き物たちのふしぎな超・感覚	森田由子
ペット	324	ネコの気持ちがわかる89の秘訣	壱岐田鶴子
	323	イヌの気持ちがわかる67の秘訣	佐藤えり奈
	289	マンガでわかるインコの気持ち	細川博昭
	272	しぐさでわかるイヌ語大百科	西川文二
	238	イヌの「困った！」を解決する	佐藤えり奈
	237	ネコの「困った！」を解決する	壱岐田鶴子
	118	うまくいくイヌのしつけの科学	西川文二
	111	ネコを長生きさせる50の秘訣	加藤由子
	110	イヌを長生きさせる50の秘訣	臼杵 新
	025	ネコ好きが気になる50の疑問	加藤由子
	024	イヌ好きが気になる50の疑問	吉田悦子
地学	282	地形図を読む技術	山岡光治
	279	これだけは知っておきたい世界の鉱物50	松原 聰・宮脇律郎
	253	天気と気象がわかる！　83の疑問	谷合 稔
	225	次の超巨大地震はどこか？	神沼克伊
	207	東北地方太平洋沖地震は〝予知〟できなかったのか？	佃 為成
	205	日本人が知りたい巨大地震の疑問50	島村英紀